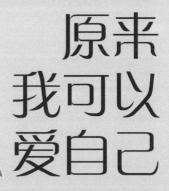

SELF-CARE
FOR
ADULT CHILDREN OF
EMOTIONALLY
IMMATURE
PARENTS

Honor Your
Emotions,
Nurture Your
Self, and
Live with
Confidence

原来
我可以
爱自己

童年受伤者的
自我关怀指南

[美]
琳赛·吉布森
Lindsay C. Gibson

著

戴思琪 译

机械工业出版社
CHINA MACHINE PRESS

图书在版编目（CIP）数据

原来我可以爱自己：童年受伤者的自我关怀指南 /（美）琳赛·吉布森（Lindsay C. Gibson）著；戴思琪译 .—北京：机械工业出版社，2023.11

书名原文：Self-Care for Adult Children of Emotionally Immature Parents: Honor Your Emotions, Nurture Your Self, and Live with Confidence

ISBN 978-7-111-74071-1

Ⅰ.①原…　Ⅱ.①琳…②戴…　Ⅲ.①精神疗法 – 指南　Ⅳ.① R749.055-62

中国国家版本馆 CIP 数据核字 (2023) 第 198595 号

机械工业出版社（北京市百万庄大街 22 号　邮政编码 100037）
策划编辑：邹慧颖　　　　　　　责任编辑：邹慧颖
责任校对：韩佳欣　彭　箫　　　责任印制：单爱军
北京联兴盛业印刷股份有限公司印刷
2023 年 12 月第 1 版第 1 次印刷
147mm × 210mm · 9 印张 · 1 插页 · 182 千字
标准书号：ISBN 978-7-111-74071-1
定价：69.00 元

电话服务　　　　　　　　　　　网络服务
客服电话：010-88361066　　　机　工　官　网：www.cmpbook.com
　　　　　010-88379833　　　机　工　官　博：weibo.com/cmp1952
　　　　　010-68326294　　　金　书　网：www.golden-book.com
封底无防伪标均为盗版　　　　　机工教育服务网：www.cmpedu.com

琳赛·吉布森的书就像宝藏，充满了实用的见解、智慧和灵感。作者是一位认真而经验丰富的专业人士，对人们的身心状态有着深刻的理解。我有两位情感不成熟的父母，这本书就像是一扇通往我灵魂的窗户，向我伸出援手，让我振作起来。

——阿琳·英格拉姆（Arlene Ingram），曾作为 12 年制教育学校的心理咨询师工作 35 年，现已退休；弗吉尼亚心理咨询师协会前主席，波托马克和切萨皮克大学升学指导协会前主席

琳赛又一次做到了！对于我们这些有着情感不成熟的父母的成年子女来说，自我关怀是我们需要却从未得到过的爱的指引。琳赛用共情之心来教导我们如何关爱自己，同时提醒我们，我们应该拥有更好的生活！本书是琳赛·吉布森的又一力作，每个人都应该拥有一本。

——艾梅·奎里科尼（Ameé Quiriconi），
One Broken Mom 播客主理人，著有图书《无畏女性创业指南》
（*The Fearless Woman's Guide to Starting a Business*）

这是吉布森的又一力作，吉布森真心希望读者过上"最好的生活"，这一点能够引发读者的阅读兴趣。虽然本书的主要受众是那些深受情感不成熟的父母、朋友和家人影响的人，但本书的许多

建议和见解也值得每个人借鉴和学习。作为一名已退休的心理治疗师，我自己把这本书读了两遍，也会把它推荐给我的同事和朋友。

——朱迪·K. 斯奈德（Judy K. Snider），社会工作硕士，社会工作者，

与人合著图书《我爱你，小心点》(*I Love You, Be Careful*)，

此书荣获"妈妈选择奖"

你是值得的，你已足够好，你是重要的，你值得被爱，无论你和父母的关系如何，都是如此。你可以在本书的指导下开始疗愈的过程，照顾好自己，不断收获成长和自信。伴你终生的唯一一段关系就是你与自己之间的关系。

——乔安娜·古特劳（Joanna Gutral），波兰华沙社会科学与人文大学

心理学家，认知行为方向的认证心理治疗师，心理教育界领袖，

播客 Kind Mind 主理人

这本精美的书是你给自己的一份礼物。琳赛·吉布森向你传授技能，启发你产生那些你从未意识到自己需要的洞察，帮助你在更快乐、更充实的人生旅程中前行。

——塔拉·比克斯比（Tara Bixby），courageously.u 平台创始人，

The Courageously.u 播客主理人

这本书本质上是关于爱的。琳赛·吉布森用治愈性的共情和爱，与读者展开直接对话，指引读者如何用同情心和健康的爱对待自己和他人。她在这些短篇中分享了自己的智慧之处，其中充满了自我关怀的策略和幽默的表达。她的真知灼见令人时而欢笑时而悲伤，但最终会激发你的希望和勇气。

——茱莉亚·史密斯博士（Julia C. Smith, PhD），注册临床心理学家

琳赛·吉布森用这本精彩而通俗易懂的书重新扮演了我们的父母，她就像一位温暖、温柔、体贴的母亲，时不时坐下来教导我们如何过上美好的生活。对于情感不成熟的父母养育下的幸存者来说，自我关怀是最为艰难却最为有益的行动之一，然而吉布森成功地以一种让我们能理解并想要关爱自己的方式，介绍了自我关怀的全部内容。

——安德烈亚·马修斯（Andrea Mathews），心理治疗师，演说家，
著有《放下优秀》(*Letting Go of Good*)

献给我的妹妹，

玛丽·卡特·巴布科克（Mary Carter Babcock），

她总是能够看到我最好的一面。

保护自己，关怀自己

第一部分

第二部分　培养健康的人际关系

自信应对生活挑战 第三部分

未被教授的生活技能

本书能在你的自我探索之旅中伴你左右。当你感到很有压力而忽视自己的幸福时，拿起这本书来提醒一下自己。如果你拥有情感不成熟的父母，可能他们一直要你把他们放在第一位。不断滋养自己、做真实的自己，而这些并不是情感不成熟的父母通常会教给孩子的东西。我在之前的书里曾经描述他们的脆弱和扭曲，而这些特质意味着，他们无法告诉你如何以你自己的方式来感知和感觉，如何找到一个适合自己、兼顾环境的解决方案。因此此次我将一篇篇短短的洞察文章整理成书，以帮助你了解，你需要什么来感觉自己是完整、自信的，你需要什么才能拥有最好的生活。

本书旨在帮助你探求自我意识、追求自我实现，鼓励你拥有某些态度和实践，使生活更轻松、更愉快。我写这些文章是为了在你需要的时候给你鼓励。这些洞察会帮你挖掘内心深处的真实想法，让你比以往任何时候都更像自己。我想要你感到与自我重新建立了联结，当你回忆那些可能已经错位的自我真相时，尊重自己的情绪。当你读到某些章节、重拾一些已被你遗忘的真相时，那种兴奋的心情会难以掩饰。希望你在阅读这些文章时，即使是第一次阅读，都能体会到类似"这说的就是我""就是这样，我能理解"的感觉。

这些关于自我关怀、人际关系和问题解决的文章将会成为你的小贴士，提醒你要滋养自我，尊重自己的内心世界，在情感上保护自己。换句话说，它们会鼓励你首先做真实的自己。

在之前的书中，我已有针对性地解释了"情感不成熟"（emotional immaturity）现象，以线性而成体系的方式来讲解知识、提供指导。现在请阅读这本旨在以一种放松的方式激发洞察的短篇合集。请阅读这些短篇，从中受到一些启发，快乐地观察和反思，给自己信心来迎接最重大的自我挑战。我在本书中尝试用新的想法和方法来帮助你与真实的自己和谐相处。内在自我是你找到平静、快乐和深层自信的地方，它会让你自我感觉良好，你会感受到生活以及生活中的挑战为你的成长带来的意义和启发。这些洞察被分为"保护自己，关怀自己""培养健康的人际关系""自信应对生活挑战"这三个方面，它们是通向更快乐、更充实的生活的道路。

在第一部分中，我们将了解自我关怀是如何建立在自我意识之上的。当你能够更加自如地认识自己、更加积极地为自己着想、知道自己真正想要的是什么时，你会感到自己更有力量，自己的生活也更有掌控感。你会更加相信自己的内心世界，在情感上保护自己。

接下来，在第二部分中我们将探讨人际关系及其面临的挑战。我们将探索如何发现爱和欣赏人与人的差异。我们也会学习如何与难相处的人相处。当你充分了解自己并以一种不会迷失自我的方式与他人打交道时，人际交往总能发展得很好。你不必为他人的伤害行为开绿灯，也不必为他人的局限找借口。相反，你可以现实一点儿，承认他人对你产生的影响，不再让自己为他人的自尊和幸福负责。你可以自己决定要在难相处的人身上投入多少时间和注意力。

幸运的是，我们的生活中也有善良和乐于助人的人，他们让你相信自己，并让你在情感上感到安全。当你体验他们的无条件积极接纳时，你的内在力量会得到滋养。这些令人愉快的人向你展示了，良好的关系应该是彼此鼓励和共享快乐的，而不是以一个人的牺牲为代价来提升另一个人。这些特殊的存在会指引你走向爱、信任，并尊重你的感受。

在养育方式相关的内容中，我们来看看什么样的态度和方法对孩子最为有效。许多人担心自己会成为自己的父母那样情感不成熟的人，他们不想让自己的孩子重蹈覆辙。但是，如果你是一个善于自我反思的人，了解关于孩子的一些基本事情，并能和大多数人好好相处，你就不必为此担心。一旦你了解了自己的过去，以及你是如何被对待的，你就不会再这样对待他人，更不会这样对待你的孩子。一旦你了解孩子的到来是为了教会自己什么，你就会以你从未想象过的方式从他们身上学到东西。

如果你的父母都是情感不成熟的人，那么当你与他们意见不一致，或者与他们设立界限时，他们往往会给你贴上自私和冷漠的标签。他们教导你，只有自我牺牲才能证明你对他们的忠诚和爱，而为自己着想就相当于抛弃他们。他们也可能教导你，生活中的挑战就是不合理、不公平、很可能会压垮你的。他们言传身教，导致你对所有自己无法完全控制的事物感到害怕。但我们还可以探索另一种生活方式，在这种方式中，你可以自我关怀，用接纳和技巧处理问题，而不是恐慌。

在本书的第三部分，也是最后一部分，你将学到更有成效的生活方法，了解如何应对挑战。只要你愿意倾听，你就会发现，生活一直在告诉你如何接受它的条件，如何处理好它。你会发现，生活一直要求你为了自己而主动。有了这种解决问题的视角，你便可以将挫折视为创造力的召唤，将失望看成重新考虑自己真正所需的机会。

当你以积极的态度看待生活时（即生活不是毫无意义、不可预测，而是对你的成长有意义、有支持的），你就会开始明白，压力可以被视为你偏离轨道的警告信号。你可以通过放慢速度、调整心态、相信自己的能力来感知压力信号，温和地应对恐惧，这样你就能找到有效的解决方案。

你一直都在创造自己的生活。你的人生会像许多情感不成熟的人一样，是一场与现实的斗争、与事实的对抗吗？或者你会尝试让事情变得更简单、更直接，从你想要的结局开始，反推你将要创造的开始？当你看不到自己有什么值得骄傲的地方时，你会对自己的错误友好并宽容地对待它们吗？在这些时刻，生活要求你成为一名艺术家，一名真正优秀的艺术家，超越错误，并为创造力留出足够的空间。只要你开始把生活看作自己的作品，而不是别人要求你做到的事情，你就会生活得更自信、更自如。

本书将为你激活新的洞察和技能，使你的生活更为充实，让你对自己更加友好。本书的目标是帮你与真实自我、生活的智慧相协调。这些洞察会激发你在更深的层次上寻找真实自我，这是一个自我反思的过程，会让改变的发生比你想象的更为容易。

如果没能与自我同步，请不要绝望。如果你常常与和父母相关的历史遗留问题纠缠在一起，通过让自己变得犹豫不决和渺小，来小心翼翼地避开他们的脆弱，那么现在你可以改变这一点。如果你已经学会评判自己，你现在可以戒掉它。这些事情都与你的本性无关。困惑、内疚，或是被评判并非你与生俱来的感受。生活中唯一合理的问题就是，你要利用你已经拥有的去实现什么。

所有生命（包括你的生命）的本质，都是朝着扩展、繁荣和获得更多生机的方向前进。但你可能已经学会了让自己退缩，不再去面对那些受自己童年依恋影响的爱、忠诚和恐惧。外界可能已为你设定了条条框框，告诉你做怎样的人才有价值，但实际上你一直都是有价值的。一旦你有了更多的自我意识、重新与自己建立了联结，内疚和扭曲就不会再与你纠缠。它们会从你身上消失，因为一旦你与自己、自己的生活、正确的人建立联结，它们就丧失了存在的意义。你会逐渐意识到，生活不会阻碍你，你也不会因为自我保护而显得自私。你并非毫无关怀之心，只是太累了。没有人有权利告诉你应该怎么想和怎么感觉。如果他们这样做，就是侵犯了你的基本权利，只要你准备好了，你随时可以抛弃这些错误信念。

本书中的洞察会让你为这一天做好准备：你开始感到，取悦他人只是一个选项，你可以自由选择做或不做，而不去乞求自己理应得到的善意。敬你的新生活，像骄傲的、投入的、成熟的父母那样好好关怀自己。做自己是安全的。愿你与志同道合的人建立良好的人际关系，并将生活视为一场具有挑战性的游戏。如果这些短篇在这个过程中给了你很好的陪伴，我会感到非常开心。

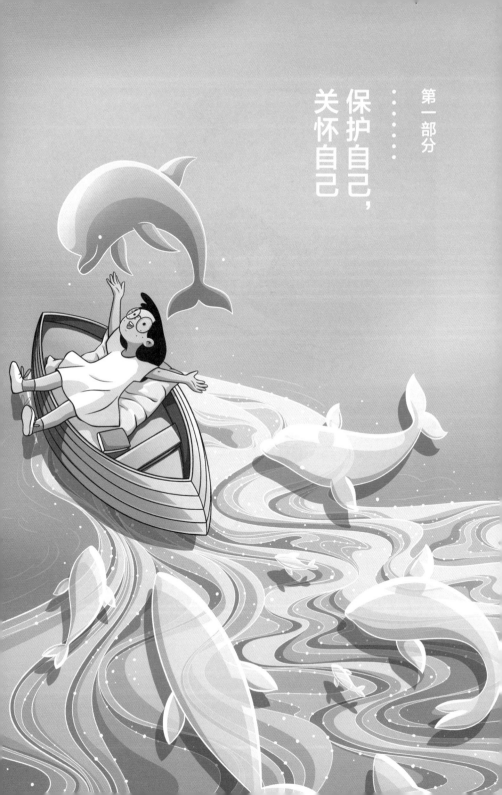

第一部分

保护自己，
关怀自己

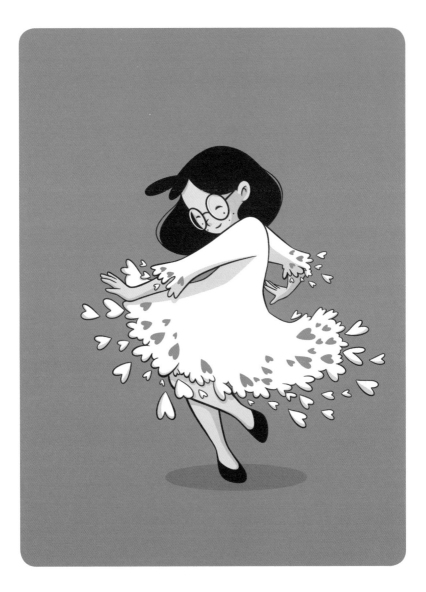

Self-Care for Adult Children of
Emotionally Immature Parents

原来我可以爱自己
童年受伤者的自我关怀指南

如果你在成长过程中过多地把他人放在第一位，久而久之，你的生活可能就会变成总是需要你被动做出反应、很难追求自我实现。其实，你可以学着保护自己、捍卫自己的权利，珍视并支持内在真实自我的发展。你的自我意识，总是要以你的真实自我为中心和基础来发展的。只要你下定决心让真实自我不再错位，找寻真实自我的过程便会充满生机，不断为你带来收获。

001
与自己建立良好的关系

你要像对所爱的人那样，好好对
待自己。

　　在你所拥有的各种人际关系之中，与自己的关系是最为重
要的一种，只有与自己建立了良好的关系，你才能与他人建立真
正的联结。了解自己、欣赏你所发现的种种自我，会帮助你成为
一个更完整的人，让你更有能力去理解和关爱别人。然而不幸的
是，如果你在一个并不重视你内心世界发展的家庭中长大，那么
你可能会忽视与内在自我之间的联结。

　　在你的童年时期，人们可能会否定或是忽视你的内心体验，
似乎你的内心世界不值得他们认真对待。如果很少有人倾听你内
心深处的感受，久而久之，你也开始不再听从自己内心的想法。
不管外界环境如何，你丰富的内心世界都在持续滋养你，你却开
始逐渐远离它。

　　那些与自己的内心世界失去联结的人会说这样的话——"我
知道这很蠢，但是……"或者"不好意思，我要承认，这是一件
微不足道的小事"。他们对自己的内心体验感到羞耻，不相信自
己的内在指引，对自己的真实感受感到难为情。其实，正是你的

内心体验决定了你是谁，你需要注意并理解自己的内心想法。要保持情绪健康，你就要像对所爱的人那样，好好对待自己。

当你忽视自己的感受和想法时，你的内心世界会变得空虚，你会开始把注意力放在他人和外部世界，试图让他人来填补自我情感忽视给你造成的内心空洞。这进一步切断了你与自己内心世界的联结，强化了"安全与激励只能来自外部"这一错误信念。这样一来，你的人际交往也不会顺利，因为你总是在寻求他人的认可，而你本该自己认可自己。

你应该与内在自我建立稳固联结，否则参加再多的社交活动也填补不了这种内心的空虚。当你批判并拒绝自己的真实想法和感受时，你就是在构建一种依赖他人的焦虑生活，在这种生活中，别人对你的看法最重要。

认真对待自己的内心体验。完完全全地体会它们。给自己充足的沉思时间。把你的想法写在日记里。写下你的梦想。学着通过冥想来熟悉自己的内心世界。用以上方式来告诉自己，自己值得被倾听和被尊重。

这是建立强大的内在自我的唯一方法。多多观察，你就会了解，你的内心世界是如何凭借灵感和直觉来推动你走向快乐和幸福的。只有尊重内心的建议，深思熟虑之后做出慎重的决定，你才能聚焦于自我并进行自我指引。只要你开始关注自己的内在反馈，你就能够了解种种事情是如何影响你的。

你的真实自我总会让你知道，什么时候你离真实的自己太远了。开始多多关注和倾听自己内心的指引吧。它会紧跟你的内心状态，分析你的情绪、能量水平和闯入你脑中的念头，不断更新你。它会一直监测你是否快乐。在你进行决策时，它会增强或是削弱你的活力，以此告诉你什么最适合你。当你的想法和计划更符合真实自我的需求时，你会感到轻松、振奋、充满活力。当你兴趣激增，注意力非常集中时，你所做的事情可能非常适合你。开始关注并倾听你内心的指引吧。

然而，如果你一想到某件事情就打不起精神，那么这件事对你来说可能不是一个好的选择。明显的活力减弱意味着这件事很难滋养你的真实自我。这一点看似不值一提，但令人震惊的是，我们时常在感到自己活力减弱时还去做那件事，我们告诉自己这样做是正确的。然而大多数人都知道，从长远来看，这通常会带来不好的结果。

作为人类的一分子，你有能力培育和滋养自己。若你不能首先珍视自己，你便很难做到善待他人。如果你总是感到内疚而把自己放在最后来考虑，你就可能会暗自期望别人来照顾自己，因为你没有照顾好自己。无论如何，不要屈就于这种有害的想法——别人应该比你自己更关心你的需求。

与自己建立更为良好的关系，这件事情很有意义，如果你想要得到更多的证据，就想一想那些通过深入关注自己的内心世界而获得成功的人吧。像是一些著名演员、诺贝尔奖获得者、伟大的音乐家和世界知名的艺术家，等等。没有人会质疑这些人过分关注自己的想法和灵感、保护自己的时间和精力不被他人的需求所占据。我们也应该为自己做出同样的事。

002
坚信自身存在的价值

自尊受到的伤害往往来自独特性
不为他人所接受。

　　当有人提到自己拥有低自尊时，我便会想起那则很老的漫画故事：一位头上插着一支箭的男士坐在医生的诊室里，他因头痛来就诊。这则漫画故事的笑点在于，在他向医生抱怨的所有忧虑中，头痛应该是他最不用担心的事情。在低自尊的问题上也是这样，低自尊的人往往有着他们很难考虑到的一个更为深层的问题——在他们成长的过程中，有些人让他们对自身存在的价值产生了怀疑。

　　很多人都在东奔西走，忙着营生，而他们养育的子女，在很多时候会怀疑自身的存在是否具有价值。这些孩子从来没有感受过那种坚如磐石的归属感和被人重视的感觉。他们可能认为自己所拥有的身份、所从事的工作是有价值的，但对于自己的内在本质感到迷茫。

　　然而，所有孩子在来到这个世界上时，都毫无疑问会接纳自己的各种需求，这是自尊的根源所在。一个有着稳固自尊的人了解自己真实的内心需求，并且知道这些需求理应被满足。怀疑这些需求存在的合理性，会动摇一个人自我价值的根基。

常常有低自尊的来访者走进我的咨询室问我："我到底怎么了？"但我遇到这个问题时会想："你遇到了什么事？"我之所以这样思考，是因为我知道，他们最初来到这个世界时，并不会觉得自己有缺陷，也不会怀疑自身存在的价值，直到后来他们遭遇了他人的拒绝或是批评。

想一想，在你的生活中是不是也有人喜欢"朝你的脑袋射箭"。比如情感不成熟的父母，他们是否常常背着满是侮辱性评价的箭袋。低自尊就像是一个人头上插满了这些箭在生活，每次思考问题时，都会碰到那些插入脑中的尖锐而刺人的箭头。

自尊受到的伤害往往来自独特性不为他人所接受。低自尊的人往往会通过肢体语言传达很多信息，他们总是想要让自己显得心不在焉。

然而，人们对美好生活和归属感的渴望非常强烈，以至于即使是非常害羞的人有一天也会开始质疑，那些对自己的糟糕评价是否合理。他们会醒悟过来并意识到，自己生来就享有存在和表达自己需求的权利，并最终克服自己的低自尊问题。

我们每个人都应该坐下来，好好拥抱这一事实：因为我们存在，所以我们应该存在。一旦你与自我和解，并且弄清楚了是谁常常朝你射箭，你的自尊就会得到提升，你还会有其他收获。这一问题还可以扩展到自我表达的乐趣和自我保护的权利等问题上。自尊意味着你已经全然接受了自身存在的价值，但还有更为重要的一件事——享受自身的存在。

003
自我身份认同问题

| 成为别人从来都不是一件容易的事。 |

当有来访者在咨询中说"这不是我的风格",或者"我不是……样的人"时,我总能很快注意到这些话。当他们这样谈论自己时,我能够听到已被篡改的自我概念的微弱回声。他们这些自我否定的话听起来并不真实。

这些话听起来像是,他们把别人的理念安在了自己身上,从别人的观点中挑拣出一些东西为己所用。这些人拒绝的是与他们极为狭隘的自我概念不相符的特质或行为。或许我听到的那种微弱的回声是一种焦虑情绪——他们想要走出情感不成熟的父母强加给他们的家庭观念。

严厉或易受威胁的父母会向孩子明确指出某些特质和行为是不好的、是会被拒绝或者惩罚的。而如果孩子做出的行为能让他们理解,他们就会让孩子感到温暖和被认可。

当孩子的天性与父母的个性相合时,孩子就会感到内心和谐,能够很好地满足父母的期望。与爸爸妈妈相似,这让孩子很有安全感。这种认同既能促进其与自我的联结,又有利于其成长。但当孩子不得不做一些自己不愿做的事情,来取悦大人(尤其是情感不成熟的父母)时,焦虑、羞愧、抑郁便随之而来。孩子开始觉得自己像个骗子，或者觉得自己所有的事情都做得不够好，因为父母或多或少会给他们传达这样的信息——他们应该与真实的自己不同。这些孩子必须努力变成父母眼中自己"应成为"的样子。

天生乖巧、性情温和的孩子，是情感不成熟的父母内心最为喜欢的。在遇到问题时这些孩子会努力说服自己，一定是自己哪里做错了，因为父母一定是对的。他们形成了一种基于"应该成为什么样子"的身份认同，所有与这种样子不相符的特质都会被他们马上去除。

不做真实的自己会消耗你非常多的精力，因此是很难行得通的。你越要取悦父母，就越没有精力去追求自我发展、寻找自己的人生之路。为了得到家人的认可而隐藏自己的真实本性，这在生理上和情感上都让人筋疲力尽。

你的理想、向往、兴趣和梦想都在向你展示真实的自己。它们会把你拉向那些能为你的努力带来最好回报的事情。遵循它们的指引，你会变得乐观、充满活力和希望，因为它们为你的内心世界注入了力量。如果情感不成熟的父母对此表示不赞同，你可能会感到焦虑，但你要知道，焦虑往往是成长的副产物。我们在尝试一种新行为时，总会感到有一点奇怪和害怕。

下次你听到自己说"我不是那样的人"的时候，问一问自己："我怎么知道呢？"这是你灵魂深处的真实想法，还是你因受他人影响，而对那些爱好不再感兴趣？在心理治疗的工作中，我收获的快乐之一就是，看着人们逐渐向内探索这些问题，开始不再努力活成家人眼中的样子。你之所以拥有压抑自己和自我设限的信念，是因为你的自我身份认同出了问题——发现了这一点，你便能够收获更多的快乐。

004
为自己感到骄傲

> 骄傲是我们在成长过程中自然产生的快乐感受。

　　没有快乐就没有成长。园艺高手都知道这一点，珍爱子女的父母也都了解这一点。对一个人的成长表达喜悦，会为他带来不断尝试的动力。优秀的老板会这样做，最佳伴侣也会这样做，我们也应该对自己这样做。对自己取得的进步怀有的热情，是我们所拥有的最强大动力。

　　来自他人的赞美，有的强烈如声声喝彩，有的细腻如一个柔和的眼神。无论赞美以何种形式出现，被表扬的人都会为自己的成功感到骄傲。在我们的童年时期，赞美就像一盏明灯，照亮我们前行的道路。这件事没什么神秘的，你就是跟着笑容走。后来，你学会通过为自己感到骄傲，来让自己感觉良好。骄傲是我们在成长过程中自然产生的快乐感受。

　　但很多时候，人们常常将这种健康的骄傲之情与自恋相混淆。在你为自己感到骄傲时，你可能会担心别人因此不喜欢自己或者贬低自己。于是有些人便开始迷信般地否认那些由自己的成就所带来的快乐，以避免受到惩罚。骄傲甚至被贴上了罪恶的标签，表现得很自负往往会成为社会交往中的大忌。

一种使骄傲背负坏名声的情况是，孩子取得一点点成绩就被过度赞扬——比如在学校得到小红花，以及获得少年棒球联盟的奖杯。许多成年人认为这是一种过度赞扬，对此比较反感，认为孩子并不会因此受益。事实上研究也表明，许多被过度赞扬的孩子，最终会变得比那些得到合理赞扬的孩子更小心翼翼、缺乏动力。

然而，作为一个成年人的你，如果正试图在生活中做出积极的改变，那么你需要多多留意自己的点滴成就，多花一点时间让自己感觉良好。这样做和弄清楚你想要改变什么一样重要。你鼓励自己成长，从自己的进步中获得快乐。你所感受到的快乐会让大脑继续强化这些新行为的轨迹。

不幸的是，你可能会告诫自己不要膨胀，而不会去注意并庆祝这些积极变化的发生。更糟糕的是，你可能会告诉自己，正是现在这种"感觉良好"，会让不好的事情发生。大脑于是不再产生新的观点、指导新的行为，因为它感知到的是焦虑，而不是快乐。

当事情正在向好的方向发展时，你应该问一问自己是怎么做到的，而不应该快速跳过你的这些高光时刻。对于自己做得好的事情，如果你不去分析它们，并为此感到骄傲，它们便很难被复制，你也不会有继续尝试的热情。分析一下自己是如何变得更好的，这样它就不是一个意外之喜，你会逐渐意识到，这是一项你可以持续磨炼的技能。

有意识地停下来感受快乐能够激励人们继续成长。但是很多人发现自己很难长时间地为自己感到骄傲。他们对此感到不安和抗拒，努力忽视自己的改变对生活产生的巨大的积极影响。很多时候人们认为，真正的改变很难实现；而一旦改变实现了，他们又会忽视它。他们不好意思表扬自己，便不去关注自己的喜悦和成就，坚称自己一点儿也没变——这恰恰决定了他们很难有更多改变。

如果你想要一直感觉良好、过上更好的生活，那么你就要多多留意自己在哪些事情上做得好，并对自己的每一个成就感到满意。这并非自傲或者虚荣，而是你正在学着为自己应得的成功感到自豪。你会感到自己胸中充满温暖的光芒，感受到更多可能性，这是做正确的事的自然结果。如果你停下来享受这一刻，你就能将这火苗煽成持续的动力之火。而如果你马上掐灭这火苗，那么你不仅会失去当下的良好感受，也会耗尽用于未来的能量。抓住每一个机会，对感觉良好这件事感觉良好。学会享受为自己感到骄傲的感觉。这是许多成功人士一直在做的事情，他们以此来维持自己的强大动力。你并不会成为一个利己主义者，而会成为一个对自己富有热情的人，之后你便可以将这份热情传递给其他人。

005

倾听自己的灵魂之音

> 当你与自己的灵魂之音同频时，
> 你便能够与这个世界和谐相处。

作为一名心理学家，在谈到一个人的心灵深处时，我通常会用"真实自我"（true self）这样的心理学术语，而不是"灵魂"（soul）"。但有时"灵魂"是唯一恰当的词。当我们谈论自己最深层的需求和动机时，"灵魂"与这种语境相符。它是一个美丽而富有诗意的概念，很好地捕捉到了我们的内心体验。

"灵魂"简而言之就是你之于你。它是你内心世界的统一之源——言外之意，它是你存在的核心。将这一"核心"称作"自我"可能听起来太过理智和理性，仿佛它可以被了解和控制。而"灵魂"这个词有一种更深刻、更宏大的气质，神秘而古老，有着自己宏大的使命。比起倾听自我，倾听自己的灵魂之音让人感觉更为深刻。

虽然从字面意思上来讲，心理学（psychology）是关于灵魂的研究[⊖]，但在其发展的过程中，许多心理学家认为，"灵魂"这

⊖ psychology 由词根 psycho- 和后缀 -ology 组合而成，前者有"灵魂"之意，后者表示学科。——译者注

个说法不够科学。为了成为一门真正的科学，心理学需要被剥离"灵魂的外衣"。心理学家放弃了心理学与灵魂的亲密关系，让宗教垄断了对灵魂的研究。心理学后来转向关注行为、研究、实验、防御机制，以及与人类思维有关的方面。其他任何事情——比如人生意义和一些关于灵性的讨论——都成了禁区。

当你谈论自己的灵魂时，你就已经接受，自己有一个重要而神秘的、全然内在的世界。这个世界通常处于你的潜意识之中，在某种程度上是神圣的，值得尊重和崇敬。这个内心世界也了解，对你来说什么是对的，什么是错的。当你背离内心世界的意愿时，它甚至会让你觉得受到了道德伤害。它似乎了解你的人生追求，了解你此刻是否在朝着自己的目标前进。

如果你说服自己放弃理想，或者委曲求全，你的灵魂会感到难过，它会让你感受到这一点，让你感受到它的焦躁和渴望。你甚至可能会经历焦虑或抑郁，这些迹象表明你已经与内心分离，不再感到完整。当你试图成为一个并非真实自我的人时，通常就会出现这种结果，比如在你试图忍让或者取悦情感不成熟的人的时候。但是，当你与你的灵魂之音同频时，生命的意义便不证自明，你会感到终于能够与这个世界和谐相处。

为了自己的心理健康，你必须认真对待自己的灵魂。如果你觉得，光靠自己的思维就能为"存在"这一最为深刻的问题提供指引，那么很快你就会陷入各种动机相互对抗的混乱之境。只有灵魂的内在智慧能够推动你走向对人生意义的追求之路、真正的自我实现之路。重视灵魂的指引的人更容易发现事物的意义和其间的联结。他们相信自己的灵魂之音，常常被引领至充实的体验之中。

另外，倾听自己的灵魂之音并非一件"自私"的事。"自私"是来自情感不成熟的父母的一种常见指责，你也因此经常这样责备自己。要知道，如果你是一个冷静而充满活力、追求有意义的爱好的人，那么你也会将这份力量传递给他人。那些不去倾听自己灵魂之音的人，那些感受不到与自我的联结的人，往往最终给他人带来了极大的痛苦。

我已经下定决心，我不必知道灵魂从何而来。我只需要承认，在我的内心深处，有一股力量在激励着我，指引着我。也许我们曾为灵魂应属于何种意识形态而吹毛求疵，这其实是对灵魂的一种伤害。也许我们没有必要像争夺孩子的监护权一样，将灵魂在不同的意识形态之间来回拉扯。也许灵魂这一概念可以脱离宗教或者心理学，独立存在于无法磨灭的人类内在经验的范畴之中。也许你完全可以好好地利用它，为自己和世界做出贡献。当你的灵魂完整时，你的生活也会一帆风顺。

开放、有目标、有追求、感到与更为宏大的事物之间拥有联结，这些都是尊重自己的灵魂所带来的好处。你不必非要拥有某种宗教信仰，才能信仰自己的灵魂。拥有宗教信仰只是你认真对待自己灵魂的方式之一。

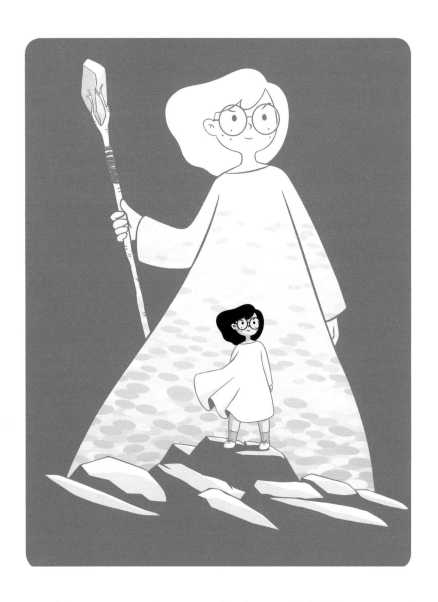

Self-Care for Adult Children of
Emotionally Immature Parents

原来我可以爱自己
童年受伤者的自我关怀指南

有时候，仅仅尊重自己是不够的，你还要主动保护自己，不让那些会耗尽你的精力或者伤害你的感情的人和事烦扰你。照顾好自己是你最为重要的任务，你可以选择与他人设立边界，或者确保他人无法限制你的生活。

练习自我情感保护

Honor Your Emotions, Nurture Your Self, and Live with Confidence

006
挣脱关系的束缚

| 基因的纽带并非一种无期徒刑。 |

    人们想出了许多不同的方法来进入一段关系、解除一段关系。我们拿到结婚证，进入一段婚姻，以离婚证来宣布结束一段婚姻；我们签订合同，开始商业合作，以支付凭证来说明债务已经还清。对于大多数关系，我们都想要了解它们从何开始，何时结束。

    然而，有一种关系从来没有被如此明确地界定，那便是成年子女与他们的父母之间的关系。法律规定了父母对未成年子女应尽哪些义务。我们也都默许了，父母有权与处于任何年龄的成年子女断绝关系，或者剥夺其继承权。然而，当一个已经成年的孩子不想再和父母来往时，他很难找到什么值得参考的法律建议。我们对此没有约定俗成的仪式，没有正式的法律条文，没有任何事情能突出这件事情的重要性。

    许多子女为了回避与父母之间的种种问题，干脆搬出去住。但在有些情况下，一些父母坚称自己有权要求与成年子女生活在一起，而不管孩子是否愿意，这着实会使孩子与情感不成熟的父母之间产生矛盾。这种父母通常在情感上不成熟，很难产生同理心，然而这种同理心是建立一段彼此尊重的关系所必需的。

情感不成熟的父母似乎从来都想不到自己需要体会成年子女的感受。他们会拒绝孩子在亲子关系中设立边界的需求，他们会给孩子制造一种内疚感，来强迫孩子与自己亲近，而孩子可能并不情愿。孩子想要更多的空间和尊重，但这些要求似乎总被置若罔闻。这些自恋的父母似乎觉得自己有权拥有孩子的生活，以及自己的生活。如果孩子对此有一丝犹豫和质疑，他们似乎就会非常困惑并感到自己受到冒犯。随之而来的就是他们各种各样的越界行为，从侵犯孩子的个人生活，到不请自来地强行提出自己的意见。有些父母不敲门就进入孩子的房间，告诉孩子做错了什么，或者坚持送给孩子他不想要的礼物，这些都是病态占有欲的表现。

你可能并没有察觉到这些恼人的行为是在侵犯你的边界，反而为自己想要回避父母而感到内疚。一些成年子女已经被充分规训，他们相信自己的父母总是充满善意的，父母只是想要给孩子最好的。这些孩子认为自己一定是有问题的那个人。在这些情况下，孩子最终会感到焦虑或者内疚，因为对父母产生任何"责备"情绪都会让他感到难过。

情感不成熟的父母在遇到这种情况时，会告诉孩子，孩子没有理由对父母生气，他们通过这种方式来轻视孩子的痛苦。这些父母觉得自己对孩子投入了关注，很有爱心，并且自己只是想要提供帮助。但在这天鹅绒手套中的是父母的铁拳，他们觉得孩子仍然属于自己，就好像孩子是父母的延伸之物一样。情感不成熟的父母会批评孩子不把父母的感受放在第一位，以此来控制自己的孩子。

许多成年子女已经与情感不成熟的父母设立了清晰的边界，却发现父母还是没能做出任何改变。作为一个已经成年的孩子，你会感到困惑和无助。设立边界应该是有用的，难道不是吗？自己究竟做错了什么，才导致情感不成熟的父母一直无视自己的请求？答案是，所有这些所谓的现代沟通技巧，都无法说服一个不想听到"不"字的人。

有些父母会嘲笑成年子女设立边界的需求，觉得他们很可笑，是在假正经，是在发神经。这些父母只会把孩子看作自己的附属品，觉得孩子要像小行星一样围绕着自己的需求运转，觉得父母的需求明显重要多了。如果这种期望没有得到满足，他们就会难过，开始抱怨，之后很快愤怒起来。

在设立边界之后，你通常会感到自己让事情变得更糟了。你本来打算与父母就双方关系进行真诚的沟通，却伤害了彼此的感情，招来了批评，没能达成合作。父母现在流露出受伤的情绪，对你多有责备，这完全不是你想要的。你产生了一种因为保护自己而受到惩罚的感觉，并因为给父母带来痛苦而感觉自己特别自私。

有时候，面对特别顽固的父母，你别无选择，只能退出这段关系。你可能需要对父母设立边界，从在小事上设立界限到彼此不再联系，等等。你可以选择亲近父母、与他们和解，但为了关系的良好发展，彼此还是需要遵守已然设立的边界。如果你的情感不成熟的父母不能尊重这一点，你可能需要再次断开与他们之间的联结。

有时人们会为自己没有足够尊重自己的父母而感到内疚，却不去考虑尊重到底意味着什么。尊重并不意味着你永远不要拒绝他们，而是意味着你应该给予他们长辈所应得到的尊重。这也表明，我们可以拿出自己好的一面，让他们感受到我们的尊重。有趣的是，在这个问题上感到最内疚的人，通常是那些最能容忍父母持续做出错误行为的孩子。

基因的纽带并非一种无期徒刑。的确是父母给了你生命，但你未来的日子并不属于你的父母。我们都要长大离家。如果你的父母不愿意与你友好相处，你便不必花费时间和他们在一起。你可以尊重他们，同时保持距离。

007
设立边界的目的

设立边界只是一种描述自己是
谁、喜欢什么的方式。

由情感不成熟的父母抚养长大的孩子，如果他敏感而有同情心，那么他会发现，自己很难对他人设立边界。他总是关心别人的感受，对他人设立边界这件事通常会让他感到非常内疚。他常常担心对他人说"不"会让自己显得不友善、显得自私，甚至显得自己一直在拒绝别人。他不想让任何人感觉糟糕。

也许这个问题的一部分原因在于，在设立边界的过程中使用的措辞都比较强硬，比如"设立边界""设置限制"，听起来像是在毫无同情心地排挤别人。然而，设立边界不一定要言辞苛刻或是充满掌控欲，你可以将它看作一种为自己创造空间的积极方式。把它想成是为自我腾出空间，而不是攻击别人。设立边界只是说明你的偏好的一种方式，只不过是在诚实地告诉自己和别人，什么让你感到舒适和安全。

不幸的是，对于支配型的人来说，比如许多情感不成熟的父母，当你不按照他们的意愿行事时，他们就会开始埋怨，变得固执起来。他们表现得像是，只要你舒服了就会让他们难受。他们会将你设立边界的行为看作对他们权利的挑战。从本质上来说，对于你拒绝他们的入侵这件事，他们会觉得不公平，并会以此来指责你。虽然事后你能一眼识破这种强迫行为，但在当下你会感到措手不及，因为你讨厌冒犯别人、让别人难过。这就解释了为什么把设立边界视为保护个人空间和选择自由的一种方式如此重要。说出自己的偏好，并不会显得你刻薄。你不必过分共情他人，以至于忽略了自己的感受。

在过去，自信的技巧强调以强硬、执着、坚持和防御的态度来面对他人。但这样其实并非很有必要。当别人非常强势地对待你时，你所要做的就是忠于自己，不断重申自己的意愿。情感霸凌者没有权利左右你的意愿。

在一段关系的早期，与对方交流你的边界所在是特别重要的，因为你可以了解到，当你不同意对方的想法时会发生什么。艾梅·奎里科尼（Ameé Quiriconi）在她的播客《破碎的妈妈》（*One Broken Mom*）中讲到，在一段关系的早期让对方了解自己的边界所在，能够很好地了解对方是否会尊重你的个性，是否想要控制你。表明自己的意愿、要求拥有个人空间都是增进情感亲密的交流方式。好的朋友会愿意了解你的边界，以此作为深入了解你的一种方式。事实上，他们会欣赏你的诚实。设立边界会暴露你的一些脆弱之处，因此，这会成为你给对方的一个礼物，你是在对这个人表达好感、真诚以待。想要进一步了解你的人会欣赏你的这一点。

好的朋友不会想要越界，他们会在意你的感受。当你要求拥有个人空间时，他们可能会体贴地表现出好奇或者同情，但不会以施加压力或者讨价还价的方式来做出回应。善解人意的人能够明白，每个人都有说不的权利。但是对于以自我为中心的人来说，没有人有权利拒绝他们。

要求拥有个人空间或是拒绝他人都不是挑衅行为。如果有人对他人设立的合理边界感到受到冒犯，这种夸张反应便是一种情绪不成熟的危险信号。不要把他们受伤的感受想象得很严重。你只是在传达怎样能让自己感觉良好。一个正派的人是不会让你对自己"想要感觉良好"这件事感到糟糕的。

008
感到情绪疲劳

| 情绪疲劳在生理上是客观存在的。 |

你是否曾经有过让你筋疲力尽的情绪体验？如果有，你便知道这种特殊的疲劳感受是由自己的情绪所带来的。在经历了某些情绪体验之后，你会感到比刚跑完一场马拉松还要疲惫。身体一直施力当然会让人感觉很累，而在情绪上一直施力就像是有人在击垮你的生命意志。这种疲劳不光体现在肌肉感觉上，它还会让你感到大脑在飞速运转、贪婪地消耗葡萄糖，血液在流向大脑中能量密集的部分。你刚刚进行了一场神经系统的操练。

敏感的人，比如那些情感不成熟的父母内心最喜欢的孩子，特别容易被别人的需求弄得疲惫不堪。如果你也是这样的人，你会发现，自己会去回应那些寻求同情和关注的人，因为你非常有同理心。你敏锐的洞察力激发了你的敏感性，这意味着你会注意到他人身上哪怕是最为轻微的问题。一旦你注意到他人一点点的痛苦，你大脑的镜像神经元就会开始放电，让你进行一场高强度的共情操练，直到你远离那个人为止。当你绞尽脑汁想着如何让他人过得更好时，你的神经系统实际上已经过度劳累了，不由得露出不适。

过去，心理学家认为人们的情绪症状与神经系统有着更为直接的联系。许多研究曾经探讨过神经衰竭（nervous exhaustion）、神经衰弱（neurasthenia）、神经症（neurosis）和精神崩溃（nervous breakdowns）等话题。在某种程度上，这些旧术语更为合适，因为它们承认了痛苦和神经系统之间的关联，人们有不好的感受是因为他们的神经系统在超负荷工作。心理学现在转而使用情绪障碍（emotional disorders）和精神病理学（psychopathology）这些说法，但我更喜欢那些旧术语，因为它们把情绪症状和身体本身联系在一起。问题是，仅仅是让神经系统运转起来，为何会让你感觉这么累呢？

关于神经系统，一个非常有趣的事实是，它不仅负责做事情，也负责不做事情。神经系统的运转有两种过程：启动行动和抑制行动。每当你抑制自己行动的冲动时，其实与真正采取行动消耗了同样多的能量，甚至更多能量。"咬自己的舌头"（biting my tongue，即忍气吞声）这个词是一个很好的比喻，说明了神经系统的一部分是如何压制另一部分的，而且这往往需要能量。

看上去做事雷厉风行的人消耗了很多能量，但其实那些在解决问题时瞻前顾后、思虑再三（而不是撒手不管）的人会消耗更多的能量。那些有同理心、善于自我反思、乐于助人的人会不断地在内心施力，最终耗尽自己神经系统的能量。如果你正是如此，你会发现，虽然自己的能量消耗表面上看起来并不明显，毕竟自己没有表现出任何外显的身体活动；但在内心深处，你一直在与自己的情绪做斗争，控制自己的反应，考虑未来的结果，并试图找到最好的解决方案。这实际上会比直接行动和率意而为消耗更多的能量。

良好的养育方式、良好的人际关系，都需要更为复杂的神经抑制活动，这需要一个人做出更多的努力，而非盲目做出反应。例如，面对一个叛逆的青少年，在短时间内，对其做出惩罚性的行动，要比倾听他、安抚他、让他与你合作而非与你作对，消耗更少的神经能量。从长远来看，后者那种更为克制的方式会给你带来更好的结果，但为了做到这一点，你也会付出代价——你要激活自己多个脑区中的、相当消耗能量的神经结构。你大脑里的"维和人员"一直在努力工作，它们所使用的大脑系统是麻烦制造者毫不了解的。

我们要感谢那些通过消耗大脑能量来安抚他人并助力产生建设性结果的人，无论是在与孩子相处的问题上还是在国际政治问题上。对神经系统和神经元来说，这种高水平的成熟行为是一种高负荷的操练，它让大脑加倍努力地工作，以找到抑制行动和启动行动的最佳组合。

现在你已经了解，这种由情绪疲劳所带来的特殊的疲惫感在生理上真实存在，它来自人们的神经系统。如果你能够将它认知为真正的疲劳，你就能够更加尊重自己的这种需要——在做出巨大的情绪努力之后想要休息一下。

在这场高负荷的操练之后，你不需要切断整个神经系统的活动，只要转移一下自己的注意力就好。神经系统从未停止活动——即使在人们睡眠、呼吸和做梦时也是如此——但在活动之后，它想要进入其他状态，好让大脑放松一下。这就解释了，为什么对于喜欢照顾他人的人，以及那些必须与苛刻而有掌控欲的人（如情感不成熟的父母）相处的人来说，离开一会儿去参加补充精力的活动和娱乐是如此重要。疲惫的大脑想要躲入一种模式，在这种模式下，你不需要注意自己的言行，不需要为他人着想，也不需要抑制自己的想法和冲动。这就是在看电视节目时大笑或者和好朋友在一起令你感到非常放松的原因。在这些时候，大脑可以放松下来，不需要时常为自己踩刹车。自由的、没有对抗的精神活动能让人放松下来、积蓄能量。

如果你发现自己在想"我明明什么都没做，可我为什么这么累"，那么你要停下来仔细考虑一下这个问题了。其实，你一直在做一些事情，一些没有表现出来的事——比如抑制一些你没有遵从的破坏冲动。从大脑的角度来看，你一整天都在辛苦劳作。我们这些从你的努力中受益却甚少留意这一点的人，感谢你默默为我们所做出的这些努力。

009
治愈情感伤害

如果你愿意不断探索，情感伤害能够让你重新认识自己的内心。

　　想要治愈情感伤害，我们首先要接受它。太多时候，我们拒绝受到情感伤害，仿佛它们是不必要的干扰，无关紧要却在干扰我们的进步。这是可以理解的，你可能想要快速跳过它们，继续自己的生活。但如果这种受伤的感受对你走向成熟至关重要呢？如果它们是你独特的个人发展过程中的重要基石呢？

　　一个人曾经受到的情感伤害往往塑造了他的个性。托尔斯泰说过：幸福的家庭都是类似的，而不幸的家庭各有各的不幸。对于个人来说也是如此，情感伤害对一个人的影响总是非常个人化的。

　　情感伤害也会软化我们内心已然坚硬的部分，这一部分想要我们与众不同，想要掌控一切。这个以自我为中心的部分生活在一种恐惧中——它的目标都是关于享乐和掌控的，而它害怕那些不顾它的短视目标的人士。它认为生命只与权力、财产和安全有关。它指责和评判每一件事、每一个人，通过与每个人保持距离来捍卫自己的权利。有时只有情感伤害才能突破它的防御。

情感伤害——比如感到受伤、受到背叛、丧失——揭示了什么东西对你来说真正重要。如果你愿意进行探索，情感伤害能够让你重新认识自己的内心。情感上的苦痛让你凝视自己的深层本性，与他人建立更为真诚的关系。如果你愿意进行探索，你的情感伤害将会为你打开一扇通往更有意义、更深刻的人生体验的大门，这是那些沉迷于掌控欲的自我所无法想象的。

任何一种治愈的过程，无论是身体上的还是情感上的，都是受大自然所支配的。大自然对待创伤是严肃认真的——无论你是人类、动物还是植物——它能够运用自身的能量和资源来确保每一个生命个体的脆弱之处重新强大起来。例如，一棵树在伤口的周围会长出一层层树皮，花费昂贵的生长成本，来加强对损伤的修复。在人类世界，我们通过心理治疗来修复自己受到的情感伤害，体验自己的感受，并尊重我们当下的脆弱。我们也会通过与人聊天来治愈自己。我们的强迫性思维和交谈的需要就像受伤后的肿胀和炎症，它可能看起来让事情变得更糟了，但我们的身体和心灵需要彻底的治愈，而不是快速的短期修复。大自然重建我们"受伤的树皮"需要时间。

不幸的是，沉迷于掌控的自我认为，花时间处理情感伤害简直是在发神经。很多时候，人们鼓励受到情感伤害的人摆脱它，继续前行。我们好像具有一种病态的恐惧，害怕陷入情感痛苦而永远无法摆脱。对于丧失和悲伤，我们也是一样，感到有一种"应立刻回归正常生活"的压力。毕竟，谁想体验悲伤呢？但更深层的问题是，谁愿意真的无法体验悲伤？

成功治愈情感伤害的关键是要接受这样一个事实——之后你可能会变得与过去的你不同。你越是与这一事实做斗争，你所需要的愈合时间就越长。你最好接受情感伤害的愈合通常会留下一些伤疤这一事实。情感治愈并非一个神奇的橡皮擦，你的目标不应是假装你所遭受的情感伤害从未发生。

我们可能不需要从骨折或者手指割伤这些事中寻找意义，但破碎的心和毁灭性的失望感受迫使我们去理解自身的痛苦，并在这些经历中寻找意义。当伤口很深的时候，这件事会变得很难，但这似乎是我们人类独特的治愈方式。我觉得情感伤害就像是，随着时间的推移，那些起初不请自来的人让我们对于自我有了更多的了解。我们要做的是，找到一种与他们保持良好关系的方法，即使他们给我们带来了痛苦。

情感伤害的愈合需要很长时间，而且即使你已经痊愈，你也不会变得像从未经历过伤害一样。你已经因它而发生改变，但是否在朝着好的方向改变，这完全取决于你自己。相比于多加抱怨，愿意去感受这种伤痛，并将其融入自己的生活，才是成熟的行为。难的是在治愈情感伤害的过程中找到意义，要做到这一点，你要有意识地把它作为你生活的焦点，花时间投入其中，进行必要的思考，围绕着伤口慢慢构建起智慧和共情。就像那棵树一样，在受到情感伤害后，你实际上会收获更多，但前提是你要认真对待情感受伤的治愈过程。

010
调试自己的大脑

| 任何让你感觉糟糕和绝望的想法
都可能是某种形式的恶意软件。 |

"电脑"是对人类大脑这个神奇器官的一个常见比喻。就像电脑一样，你的大脑非常容易受到对其操作系统有害的入侵程序的攻击。在电脑世界中，这些破坏性的程序被统称为恶意软件，它们包括病毒、漏洞、木马、蠕虫。其中一些是因文件下载而感染的，可能会导致电脑"死机"。无论它们的目标是完全接管你的电脑，还是只是搞乱一些文件，这些恶意软件都是由程序员在并未获得访问权限的情况下远程安装的。

如果你是一个电脑新手，在一个病毒出现时，你可能不会注意到它的存在，直到你的电脑开始发生故障。要是你拿给专家看，他们能够立马发现入侵的病毒，并开始调试你的电脑系统。对于心理病毒，你也可以借鉴这种做法。接下来你所需要知道的就是如何去做。

无论我们处于什么年龄，只要程序员有足够的魅力和能力，心理恶意软件都可以被植入我们的大脑。但影响最为深远的恶意软件往往是在我们的童年时被植入的，我们那时被迫进入社会化过程，开始相信各种各样实际上是在方便大人生活的事情——尤其是那些有利于情感不成熟的父母的事情。这些社会化病毒往往是基于父母的一些权宜之计，而不是基于站得住脚的逻辑，就像是一个令人困惑的信息大杂烩，充满了相互矛盾的各种信息。当两种相互矛盾的规则同时出现时，我们会产生两种同样坚定的思想，于是动弹不得。

调试你的心理电脑的第一步是，要意识到这个病毒可能是在你年幼而未能明辨是非时便被安装好了。不用说，那时人们肯定在说这是为了你好。但一般来讲，任何让你感觉糟糕和绝望的想法都可能是某种形式的恶意软件。合理的内疚和自责往往会促使我们立马纠正自己的行为。当真的做错了事时，我们会产生一股强烈而健康的冲动，去做出补救。然而心理上的恶意软件只会让你感觉自己是个失败的人。

在童年早期就被安装的恶意软件喜欢告诉我们，我们的某些想法和感受是不好的。这让我们对自己的真实反应感到羞愧，对自己的内驱力感到困惑。恶意软件永远不会泄露它的操控策略，而是在你童年时就隐形下载并运行，并伪装成你的良知。它让你浪费大量的时间和精力，试图让你以它认为正确的方式思考，否则就让你感到难过。你成为病毒的完美宿主，它会对你说你永远不够好。

揪出这些病毒的一个好方法是，写下所有让你对自己感觉不好的想法。花上一天的时间，跟踪记录它们，你就能很好地了解这些病毒已经在你的思维中传播了多远。要知道，大脑恶意软件的特征是具有相互矛盾的信息、相互排斥的价值观，以及充满例外的"绝对规则"。如果你一直用心理恶意软件来思考问题,你便难以取得成就。

在发现了病毒的影响之后,下一步便是识别其源代码,即造成你的内疚或自卑的那些严厉的"一句话规则"。这些规则可能是"一个人必须永远爱自己的家人"或者"父母永远是有权威的、正确的"。它可能会告诉你,利己是不好的,但成功是好的。(他们只是想要得到自己想要的结果。)你会发现这些笼统的说法根本站不住脚,甚至说不通。

接下来,你的工作是找出病毒的代码,解构它,并向程序员发送木马。你可以通过思考每一个让你感觉不好的想法来做到这一点,直到你发现其不合逻辑之处,以及它可能源自哪里。质疑它,反对它,像律师在诘问一样去反驳它。慢慢地,你就可以削弱它对你的控制了。一旦你意识到自己在不知不觉中被程序所操控,就要冷静下来,观察它有哪些不良影响;每当它让你感觉糟糕时,就在内心对它说"不"。

为了重新建构自己,你可以去选择在成人世界中有意义的信仰。你可以列出一张两栏清单,把你的旧信念和新信念一一对应地写下来。你会发现,你不可能同时具有这两种信念,因为它们不可能全是真的。之后,当你准备好了,直接划掉之前被病毒感染的信念。你的情感不成熟的父母不知道他们传播的病毒会给你带来这么多麻烦,它们总是在你脑中转来转去,是最为糟糕的一种自我折磨。特洛伊木马看起来像是天上来的礼物,但你不安的感觉会告诉你,是时候关闭城门了。

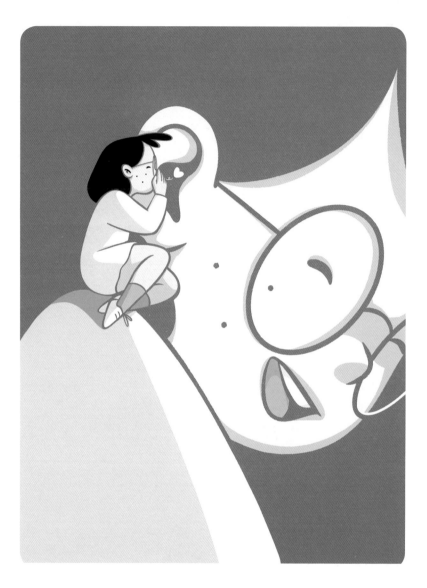

Self-Care for Adult Children of
Emotionally Immature Parents

原来我可以爱自己
童年受伤者的自我关怀指南

自我关怀始于了解自己。只要你愿意倾听，你就会发现，你的内心世界会不断地指引你走向更快乐、更充实的生活。但你可能在童年时期就已经学会忽视自己内心的声音，做些别人觉得对你好的事情。之后你会为此付出巨大的代价，过上一种你并不想要的生活。相反，你要试着从内心重新发现自己，倾听内心的声音——你该寻找什么、该避免什么。

011
听从正确的内心声音

> 充满智慧的那个内心声音平静而
> 坚定，然而社会的声音、自我的
> 声音、情感不成熟的父母的声音
> 却总是在逼你做事情。

　　没有人愿意承认自己内心有许多声音。当他们突然说出其中某个声音在说的内容时，他们很快就会改口说自己并不是这个意思。然而实际上，我们大多数人确实总是听到各种"声音"，它们就在我们的内心之中。事实上，这种内心对话能够让我们保持理智。大多数人在思考时都自然而然地采取一种内在的语言形式，通过与自己对话来把问题想清楚。

　　让我着迷的是，我们如何决定听从自己内心的哪个声音。我们如何得知哪个声音能很好地引导我们，而哪个声音会给我们带来麻烦？很多人告诉我，他们在采取行动之前就已经对要做的事情了如指掌，一个平静而微弱的内心声音会告诉他们事情真相，即使他们对此还没有做好准备。你有过这样的经历吗？甚至在多年以后，当你回忆往事时，你发现自己一直都知道自己不应该做某件事，当时却听从了一个让你不顾自己的感受和认知，无论如何也要做这件事的内心声音。

充满智慧的那个内心声音平静而坚定，然而社会的声音、自我的声音、情感不成熟的父母的声音却总是在逼你做事情。之后你可能会感到悔恨，那个微弱而平静的内心声音太小声了。你可能会想："它为什么不叫停我呢？""它为什么不把我解救出来？"为什么那个正确的内心声音如此微弱，在我们的生活中占据那么小的空间？

最初，这个声音一点也不微弱。问问任何两岁孩子的父母就能知道，大多数人一出生就知道自己喜欢什么，不喜欢什么，想去哪里，想和谁在一起。那时候，我们知道谁在伤害我们，我们会努力避开那些让自己感觉不好的事情。我们原始的内心声音就像船上的浓雾号角一样响亮而尖锐，警告我们远离危险。但是，当这些内心声音与我们所依赖的人（尤其是父母）的意愿发生冲突时，我们便被教导不要相信自己的内心指引。我们一次又一次地不信任它，它就变得越来越微弱，越来越低沉，但它永远不会离去。

随着我们真实的内心声音越发微弱，一个咄咄逼人的刺耳声音便逐渐占据了主导地位，它便是自我的声音。这个声音强化了我们的内疚感和羞耻感。最初，情感不成熟的父母和一些权威人士为了让我们顺从他们，制造了这些感受。这个自我的声音滔滔不绝，反复使用"应该""必须""得去"这一类词汇。这是一种强迫的声音，它让我们充满怨愤，即使我们已经把对自己生活的控制权拱手让人也于事无补。这种声音中夹杂着一种不切实际的紧迫感，经常把我们逼入困境，然而另一个内心声音一直在低声对我们说："这样对你不好。"

这个响亮的、滔滔不绝的自我的声音不停地推你向前，令你疲惫，让你永不放弃你"应该做的事情"。听命于它，你感到很有压力。（"要做的事情太多了！我应该更加努力一些！成为一个优秀的人就是要付出这么多！"）你很难注意到，这个声音非常贪婪、永不满足，你不断试图取悦它，它对你的要求却变得越来越多。虽然你坚信，听从它的指令会使你在某种程度上成为一个更好的人，但通常你只会感觉更糟。

本能地表达你的意愿、提醒你自我保护的那个声音，便不是强迫性的，它确实会为你提供更多选择。只有在紧急而危险的极端情况下，它才会变得滔滔不绝。除此之外，在你感到不舒服或者不安全的时候，它只会轻轻地提醒你一下。它似乎希望你有所选择，似乎它非常愿意让你犯些错误并从中吸取教训。它从不会说"我早就告诉过你会是这样的"，因为它不想让你感到难过。当你终于听到它的声音时，你就是会感到开心。

不难看出哪一个声音才是真正对你好的。平静而微弱的那个声音想让你多多思考。"慢慢来，"它似乎在说，"我想让你把这件事考虑清楚。"响亮而充满要求的自我的声音则正相反，它想让你听从它的想法。它似乎在说："快点！谁在乎你的感受？我来告诉你什么是对的！"

这些声音有着截然不同的指导风格。在现实生活中，你会选择相信谁的指引呢？答案就是，你应该听从你在内心深处真正信赖的那个声音。

012
情绪有何用处

当事情对我们不利时，情绪会告诉我们。

我们没有办法自己选择产生何种感受。长期以来，心理治疗中有一种流行的观点，即感受总是由想法引起的——发现某个想法，进而改善相应的感受；换个想法，会有更好的感受。然而，这显然是不正确的，这种观点变得流行起来，其实令我感到非常惊讶。我们的情绪往往是由想法引起的，但并不总是如此。你当然可以不用思考就拥有许多情绪，这要感谢人类数千年来的演化。你不需要思想、文字或概念来体验它们，这是人类的一种本能的情感反应。

一个正在大喊大叫的人，一个厌恶的表情，一张喜气洋洋的笑脸——所有这些都会触发你大脑中的镜像神经元，让你感受到对方的情绪状态。这与你是否有消极的想法、是否让它影响你无关。不管你是否有意为之，他人的行为都会直接进入你大脑中的情感中心。追溯人类的起源会发现，我们对他人的表情做出情感反应，这是人类最古老的一种互动形式，早于人类语言的出现。

所有文化背景下的人们都有着相同的基础面部表情，这些是即时可读的通用信息。它们展现了他人的情绪状态和意图。作为一个人，无论你是否有意为之，你都会在许多细微的层面上感受到情绪的作用。人类演化至今，对一个人来说最大的威胁是他人。快速判断陌生人意图的能力可能会决定一个人的生死。人类的不同族群之间之所以能够进行交易，是因为人们可以凭借直觉来判断一个陌生人是否值得信任。

但在现代，人类的精神已然处于失控状态。现在人们在设定自己的目标时完全不考虑自己的情绪。谁能让你接受某个想法——尤其是当它与你的内心感受相悖时——谁就能够拥有你的灵魂。几个世纪以来，这都是善于洗脑者的目标，情感不成熟的父母也是这样做的。一旦你被规训成愿意相信自己的想法而不是自己的感觉，你就会相信那些糟糕的情况和善于剥削他人的人对你来说是必要的，甚至是有益的。

把情绪想象成煤矿里的金丝雀。当情况对你不利时，你的感觉能够很快检测到它们。它们能够比有意识的思维更快地预测危险。情绪在你生活中出现只有一个目的：让你关注与你当下处境有关的重要信息。如果你不去听从情绪的指引，它就会"提高自己的音量"。心理治疗在大部分时间中所做的事情就是，让人学会尊重这些指引。

但你并不总是需要心理治疗来让自己感觉好一点。你可以通过自我反思或者写作的方式来探索自己的感受，这可以帮助你解读这些指引；向一个值得信任的朋友倾诉自己，这可以让你以一种治愈的方式来吐露心声。你的情绪不是愚蠢的、无意义的，也不是无缘无故就想要让你心烦的。它们是你的哨兵，它们的存在就是为了你的幸福和自我完整。你若愿意听从它们的指引，它们便会拯救你。

013
为何感到恐惧

> 有时候，对于一个问题，最好的
> 办法是远离它，而不是解决它。

　　恐惧才是我们真正的情感指南针，它几乎比任何其他感觉都更为可靠。我们都对恐惧有所了解，我们了解那种当我们无法使自己前进时，沉沦而糟糕的感受。想象一下一只狗要去看兽医的场景，那就是恐惧的样子。

　　没有什么比突如其来的一阵恐惧更能让你意识到，自己正朝着错误的方向前进。当恐惧来袭时，你很难说服自己摆脱它。你会试着把一切都合理化，但你仍然会对那些对你的灵魂不利的事情感到恐惧。

　　问题是，权威人士——尤其是情感不成熟的父母——经常教导你，不要相信自己合理而健康的恐惧反应。如果你害怕上学，会有人告诉你，上学对你有很多好处。如果你害怕完成某项任务，会有人告诉你，这件事会让你成为一个更好的人。现在，作为一个成年人，如果你对某件事心存恐惧，你可能会告诉自己，是自己太弱了。这些都是父母的情感强迫的回响，让你无法明白最初是什么引发了你的恐惧。情感不成熟的父母常常能够说服你，你的本能反应一点儿都不合理，直到这些反应后来得到了其他人的认可。

当我回想起那些令自己感到恐惧的经历时，我不得不说，当我以各种方式感受到当下的处境对我非常不利时，事实证明我每次都是正确的。我几乎从来没有出错过，我的一部分自我总能预先告诉我，做这件事会让我付出一些代价。

若你邀请我与你一同解决你的个人成长问题，那么我们要迈出的重要一步便是，相信自己的恐惧。有时你的直觉是要避免接触某些人或卷入某些事，而你在童年所建立的条件反射可能会让你对这种直觉产生怀疑，而不是相信它。通过逃避来解决问题，这似乎不可思议。大家都在鼓励你要向前冲，要去直面挑战、做出改变。如果你有想要回避所恐惧的人与事的冲动，你可能会感到内疚，甚至感到自己是胆小鬼，你觉得自己本该直面问题并克服它们。好吧，这要看你的目标是什么了。事实上，并不是所有的问题都能得到解决。有时候，对于一个问题，最好的办法是远离它，而不是解决它。我来举个例子：我的一位来访者，她的母亲非常专横，在生活中经常对她的选择指指点点。再多的解释、设立边界、对抗都无法阻止这位母亲提出自己并不恰当的意见。不用说，我的这位来访者非常害怕接到她的电话。有一天，她意识到自己完全可以和母亲一句话也不说，这样就可以避开那些会暴露母亲最坏一面的话题。这并非一种软弱的表现，而是一种明智的选择。

在某些情况下，这种回避是有意义的。恐惧会告诉我们何时需要做出这样的回避；恐惧会告诉我们，头什么时候要撞到墙上了；恐惧会告诉我们，我们马上要做的事情会让我们付出高昂的代价，而收到的回报却是微薄的。

让我感到最有意思的一件事是，我们会对自己曾经追求的目标或者热爱的活动感到恐惧。我们对此已经失去了热情，一想到要继续做这件事，就感觉筋疲力尽。过去的奖励物对我们来说已经失去了吸引力，我们的本能是退出这一情境。这是因为激励我们以原来的方式持续做这件事情的动力已经消失了。我们无法再把自己的发条拧紧来完成这件事。有时候，当我们过于疏远真实的自己时，恐惧就会成为唯一能够引起我们注意的东西。

如果我们能够关注自己感到恐惧的每一个经历，注意到它们所发出的警告，它们就不会逐渐堆积成抑郁情绪。恐惧的来袭通常意味着我们仍然知道自己不想做什么。成功、快乐的人会本能地避开那些可能消耗自己过多精力的事情，这样便有动力去做对他们来讲非常重要的事情——这便是他们保持良好状态的方式。恐惧不会让我们刻薄地对待自己。仔细倾听恐惧的指引，你便能踏上通往幸福和成长的道路。

014
别被削弱能量

> 几条不请自来的建议就能削弱我们的能量。

只要按照以下简单的三步来做，任何人都能让你瞬间感到情绪低落：①听听你的想法和愿望，之后提出"有益的"批评；②逼迫你接受他们这些"更好的"想法；③当你做出抵抗或感到难过时，告诉你要冷静下来，缓慢而充满理性地解释为什么他们的想法"更为合理"。

如果他们能够说服你，让你觉得他们的想法节约成本、省时省力，他们就能轻易让你情绪低落。如果每次在你已经有了自己的想法时，他们都这样做，你就会开始变得难以下定决心，你的主观能动性会不知不觉地消失。随着时间的推移，你开始表现出一些典型的抑郁症状：精力不足、绝望、自卑、自我怀疑、无价值感、悲伤、有睡眠问题。这时，你会想要寻求专业的心理咨询服务，专家会诊断你患有抑郁症。事情太简单了！

家庭主妇或是全职父母尤其容易患上这种抑郁。如果一名职员失去了工作、头衔，突然没有了日常规划，我们毫不费力就能理解他为什么变得抑郁。这个可怜的家伙在追求个人声望和满足感的过程中，为何会受到挫折而情绪低落对我们来说并不神秘，这件事的逻辑非常简单，我们很容易就能理解。然而，导致全职父母抑郁的，往往是我们看不到的挫折的缓慢积累。导致他们情绪崩溃的往往是些非常琐碎而平常的事情，使我们没有想到它们才是真正诱因。那些确实会吸引我们注意的事情——遭遇丧失、婚姻问题、难看管的孩子——很可能是最后压垮他们的事情。人们可以忍受很多事情，但总会有忍无可忍的时候。

我认识一位抑郁的女性，当她不再让丈夫对她的计划和选择做出"没有恶意的"改变时，她开始感觉好些了。多年来，每当她想做某件事情的时候，她的丈夫就会跟她分析为什么她的方法是无效的，并提出一个自己觉得更为合理的方法。她被系统性地剥夺了做自己想做的事情的自主权。

如果你的父母是有着掌控欲的情感不成熟的父母，你可能会习惯与常常打击你的主观能动性的人相处。这件事情非常微妙，也让人非常泄气。几条不请自来的建议就能削弱我们的能量，让我们兴趣全无。自己想做的事情经过了他人的更改，实现它便变得索然无味，我们难以从中体验到什么成就感。

如果放到商业世界中，职场人士马上就能理解这件事。别人打乱自己的想法，或是执行方式与自己预想的大不相同，他们太清楚这是什么感觉了。在这些情况下，他们会有一种被剥削的感觉，一股眼睁睁看着绝妙的想法变成平庸之物的恼怒。这正是发生在许多家庭主妇或全职父母身上的事情，别人一次又一次地把想法嫁接到他们身上，他们自己的计划不得不在最后一刻被改变或放弃。似乎有些人认为，终日在家中操劳的人就是应该容忍爱人不断打消自己的主观能动性，要是这种情况发生在职场中，任何人都会觉得自己要被逼疯。

你对于未来的想法和期望，对于你精神力量的增强至关重要。它们为你提供能量，令你增强信心，让你相信自己能够掌控自己的生活。要知道，你的生命活力便来自产生自己的想法，然后亲眼见证这些想法从产生到实现——不管这些想法是简单还是深刻。那些试图通过大包大揽、不请自来提出建议来提供帮助的人，即使是父母或配偶，也没有明白的一点是，生活的快乐存在于行动的自主性之中，仅仅是"把事情做完"并不能让人快乐。你要有勇气捍卫自己的选择，并遵循自己的直觉来制订计划。努力拒绝那些你不想要的建议，表现得顽固一点，这是避免抑郁所需付出的小小代价。

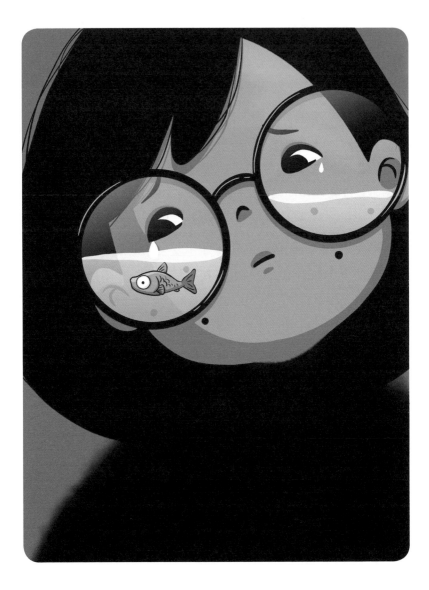

Self-Care for Adult Children of
Emotionally Immature Parents

原来我可以爱自己
童年受伤者的自我关怀指南

情感不成熟的人告诫你，要把大部分精力花在照顾他人上。但是你有没有照顾一下自己呢？你的情绪健康首先取决于你如何对待自己。你的想法和自我观念是心理健康的基础。要想在生活中感受到快乐，首先要留意的便是，你有没有很好地照顾自己。

关注自己的情绪健康

015
用自我关怀取代自我放纵

自我关怀的最佳方式往往是什么都不做。

很多人都不擅长自我关怀。对我们来说，养宠物狗、给车加油、照顾家人，这些都是很有意义的事情，但要是想在自我修缮上花些时间，却是一种自私和自我放纵的表现。然而讽刺的是，当你没能照顾好自己的时候，你更有可能自我放纵。如果你习惯性地推迟情感上和生理上的自我关怀，你就会开始渴望自我放纵，全然不顾这么做对你的健康是否有益。如果你一直把自己放在最后一个去关怀，那么一旦你逮到机会，再强的意志力也无法抑制你想要尽情放纵的冲动。

你对待疲劳的方式可能就会像那些疲惫的父母一样，他们任凭自己的孩子在超市中大喊大叫。这些父母推着购物车坚忍地前行，不去理会孩子的痛苦叫喊，一心想着赶快把东西买完。他们不与孩子进行眼神交流和互动，只凭借自己的意志力来忍受孩子那令人崩溃的情绪，最后把刚刚买的东西稀里糊涂地丢进车里。

过了一会儿，孩子可能会放弃获得父母注意力的尝试，转而指向货架上自己想要的东西，求父母拿给他。疲惫的父母只好拿

原来我可以爱自己
童年受伤者的自我关怀指南

起它放进购物车，只为换来孩子片刻的安宁。这之后，孩子和父母之间的关系似乎看上去和谐了不少。父母对孩子做出了回应。孩子会短暂地感受到满足。其实这是以纵容来代替孩子真正需要的东西——令孩子感到舒适的、父母倾注全部注意力的互动。孩子对父母的陪伴这一情感需求已经通过第三方（比如水果糖）的介入而间接得到了满足。有形的玩具替代了无形的爱的联结。

你可能会像疲惫的父母那样对待疲惫的自己。就像超市里那个心烦意乱的母亲一样，忽略自己内在小孩的痛苦信号，专注于完成手头的事情。你不顾疲劳和脑中的浆糊，逼迫自己不断前行。在休息之前你必须要完成工作，在工作完成之前你根本不考虑休息。你让自己休息是因为完成了工作，而不是因为自己太累了。你确信，如果你现在屈服于"停下来"这一需要，那么未来自己将花费更长的时间、做更多的工作。因此，你心里想着完成工作后会给自己哪些奖励，好哄骗自己不断前行。

很多时候，你并没有意识到，现在的你和小时候一样，对自己的需求漫不经心。如果在小时候你的情感需求便常常被人忽视，那么成年后的你会觉得感到疲惫也无所谓，坚持要把工作完成。在工作完成之前，没有人会倾听你，也没有人安慰你。你不断地催促自己，开始对自己失去耐心，逼迫自己不断前行，直到你内心尖叫起来。

当你终于允许自己稍作停歇的时候，之前被淹没了声音的内在小孩会开始在情感上变得贪婪。在那个时候，你会不顾一切地想要放纵一下，你开始狂欢起来——疯狂购物、冲动消费、在睡觉前喝上两三杯酒。就好像你在对自己说："我可不能给你留出一整天的时间来做自己想做的事情，一个小时也不行，我也不会让你歇一歇或是发发呆的，下次有机会我再好好款待你吧。"忽视自己的需求这么久，你觉得自己理应放纵一下。但为什么不从一开始就多多进行自我关怀呢？

人需要休闲。在白天也需要有些休闲活动，而不仅仅是在下班以后。正如那句谚语所说的，"做出改变就像休息一会儿一样"。有效的自我关怀是休息一下，做些别的事情。硅谷的许多公司都提供弹力球、健身房、乒乓球桌，也允许员工带着宠物狗去上班，这并非偶然的设计。交替着进行工作和娱乐会让人精力充沛。

自我关怀的最佳方式往往是什么都不做。漫无目的地待着，脱离高速运转的生活，享受一会儿待机状态，这能让你重新与自己的感官和身体建立联结，让生活节奏慢下来。当你不再超速驾驶，而是让发动机歇一歇时，你会感到充满活力。从目标模式切换到待机模式，有助于创造力的激发，有利于大脑健康。当你放下激光一般的专注时，你的头脑便会以更为自然的模式运转，以一种轻松的方式来回顾和整合你的经历。阴与阳，休息与工作，自我联结与任务完成，事物的两个方面你都需要。否则，你可能会极度渴望平衡，而采取一种不平衡的方式：随疲惫而来的便是放纵。

在这个过程中，为自己提供一些关怀。这并非要你再安排自己去进行瑜伽练习，而是要你真诚地询问自己当下的感受，并与自己的内心重新建立联结。如果你感到坐立不安，那么是时候休息一下了；如果你感到孤独，也许是时候跟人聊一聊自己的这种感受了；如果你感到空虚，也许这意味着，你需要花点时间来关注自己的情绪自我或是精神自我。善待自己的感受，这会为你补充能量，让你感到充实。不要一直逼迫自己，除非你唯一期待得到的东西就是那一盒水果糖。当放纵看起来过于美好时，这可能意味着你把自己逼得太紧了。是时候多多进行自我关怀了。

016
安全感的重要性

想要经常得到所爱之人的反馈并非一种没有安全感的表现。

对于面对恐惧时的"战斗-逃跑-木僵"反应,你可能有所了解。但你知道吗?我们的神经系统还有一个分支——腹侧迷走神经,它能在我们受到惊吓后安抚我们,让我们重拾安全感。神经科学专家斯蒂芬·波格斯(Stephen Porges)解释了神经系统中这一镇静区域是如何对我们的社交舒适做出反应的,我们会从他人的身体接近、触摸、舒缓的声音、令人温暖的面部表情,来获得一种安全感。这些他人的欢迎行为,不仅告诉我们现在我们的人身安全无须担忧,还让我们感到在他们身边非常安全。

安全感并非像圣代冰激凌上的鲜奶油那样,仅仅是一种让人们感觉良好的东西,它来自社交相应的神经的激活,能使你与他人建立联结并感到安全。安全感让你放松、开放、愿意表达自己,催生风趣与幽默,而非紧张或警惕。在有安全感的状态下,你的担忧会减少,你会感受到存在感、踏实感、参与感。与友好的人在一起,或是沉浸在一项吸引人的活动之中,你能感受到极大的安全感。当你在大自然中散步、和你的狗狗玩耍,或者在假期放松几天时，你也能感受到安全感。当你的社交相应的神经开始活跃时，你会在情感上感受到一种放松而满足的幸福感。

在童年时缺乏安全感会对我们成年后的人际关系产生影响。如果你觉得周围的人以某种方式对你造成了威胁，你便很难持续地产生安全感。情感不成熟的父母将你抚养长大，虽然他们在生理上没有攻击你，但是他们的评判、批评、会引发冲突的讥讽，都给你带来了很大的压力，让你产生了许多不安全感。试想一下，作为一个成年人，你身处一个并不友好的环境中，周围的人都格外挑剔，动不动就发火或者面露愠色。面对这些情况，你会有什么感觉呢？你的神经系统会将这些行为正确地解读为不安全的情境，令你的"战斗-逃跑-木僵"报警系统随时待命。对于孩子或者成年人来说，这会催生压力所诱发的相关症状，损害健康。

对于孩子来说，父母的面无表情并不是一种中立的情感表达，而是一种潜在的危险信号。孩子的神经系统会把父母少有情感参与的这种表现解读为隐形的拒绝，这对孩子来说是一个可怕的预期。孩子将无法以一种信任和平静的状态来轻松地与他人接触，而是会保持警惕，准备好随时快速逃离。有这样经验的孩子长大后，任何没有得到他人明确接受的事情都会让他们没有安全感。

这就解释了，在最为亲密的关系中确保对方心存友好并关注你，为何对你如此重要。想要经常得到所爱之人的反馈并非一种没有安全感的表现，而是一种让自己进入安全的神经连接状态的生理冲动。我相信你已经注意到，在一起时感到幸福的人们会回应彼此的感受和需求。产生联结的信号不必太过强烈，令人温暖的、微弯的眼睛，一次擦肩而过的触碰，或是隐约可见的点头，这些都能让你感到被看见，产生安全感。

同样地，你可能没有意识到，当你善待他人、露出发自心底的笑容时，你对他人的神经健康做出了多大的贡献。每次当你和他人热情地互动时，无论多么短暂，你都在帮他将自己神经系统的状态调试到健康水平。

你可以通过与令人愉快、能够给予情感回应的人相处，来增强自己迷走神经中社交相关分支的能力。温暖的互动，即使非常短暂，也有助于调试神经系统，激发幸福的感觉。这种让人安心的交往能够帮助你更好地思考、变得更为乐观，让你可以主动建立更多的情感联结、享受自己的社交活动。

如何分辨谁会让你有安全感？你可以通过与他们相处时自己的感受来了解这一点。你感到更加快乐、更为轻松、看到更多希望？还是感到筋疲力尽、欲求不满、压力很大？你在看到他们之前有着怎样的感受？是期待和他们在一起开开心心，还是恨不得把时间花在其他地方？你的感觉反映了那个人能不能给你带来安全感。你的腹侧迷走神经会告诉你，谁会削弱你的精力、影响你的情绪。

如果你让自己身边充满愿意走入你的生活的人，你便不仅会产生安全感，还会觉得没那么有压力了。你将不再把时间花在感受恐惧和压力上，而是将其投入那些治愈你的人际联结之中。一旦你意识到没有情感回应给自己带来了多大压力，你就会更有动力去寻找能够滋养你的关系。你总是可以信任自己所感受到的安全感，它能够为你指出正确的方向。

017
使用健康监测仪

我们显然需要某样东西来让我们不再忽视自己的需求。

我希望我是一位发明家。但凡在这方面有一点儿天赋，我此时此刻便会待在车库里，用我的钳子和焊条，为心理健康领域做出有史以来最为重要的贡献。我会把我的发明以低价卖给别人，让它们在互联网上广泛传播，之后走向国际。

想象一下，我发明了一个扁平的小塑料盒（每一季都会更新时尚配色），薄到可以穿在衣服里，轻到可以让人忘记它的存在，它的背面嵌有皮肤传感器，人们可以像贴药贴一样戴着它。它周身全为现代设计，但正面有着一个老式的表盘，是那种半月形的刻度表，嵌着一根可以180度摆动的指针。

这正是我需要一个电气工程学学位的原因。现在，这个装置可以随时监测你的情绪关注点。如果指针在表盘左侧的绿色区域，说明你在专注于自己的感受和需求；如果指针在表盘右侧的红色区域，说明你在强迫自己改变无法控制的状况，比如他人的情绪状态，或者他们的生活选择。

我们能够想象，父母很多时候都处于红色区域，他们常常担心孩子下一步做错什么。要去照顾生病的爱人的人可能每天都处于红色区域中。然而，一个沉浸于自己热爱之事的人会闲适地处于绿色区域中。在健康的平衡状态下，你会根据自己的需要在这两个区域之间来回切换，但在不健康的情况下，你会花费过多的时间来关注他人的需求。

我把我的这一发明称作健康监测仪。这一神奇的装置将对心理健康产生巨大的影响，因为人们一下子就能够看到，自己在一种自我剥夺的紧张状态之中多久了。就像测量血压一样，人们可以看到，自己已经持续处于红色区域两天了，甚至好多年了。这会提醒他们采取一些行动，以尽快回到表盘左侧绿色区域。这一健康监测仪非常精确，人们因此不会再去自欺欺人地认为，花两个小时整理衣柜和坐下来读一本好书一样有趣。他们也不会再把自己描绘成以使所有人快乐为乐的人。

他们不再否认自己的需求，因为健康监测仪不允许他们这样做。这款智能的监测仪会像手机闹钟一样提醒你，你在"自我牺牲"的红色区域挣扎的时间越长，它就会发出越刺耳的声音。对他人的友好过多、时间过久，便会触发像手机振动模式一样轻轻的嗡嗡声。如果寒暄超过了你的容忍程度，这款健康监测仪便会持续发出刺耳的声音，使你身边的人都能听见。如果你开始为别人的问题承担责任，它就会像一只躁动的吉娃娃一样开始吠叫。如果你一直强撑，到一定程度它就会发出一种救护车逐渐靠近的声音，直到你为自己做出一些改变。

这些刺耳的噪声确实让人非常尴尬，因此你应该在第一次感到烦躁或是情绪疲劳时，就马上去检查一下你的健康监测仪。这能帮助你更谨慎地追踪自己的情绪能量的波动情况。

实际上，我们本来就拥有一台健康监测仪，但它的工作效率很低，而且相比于我所设想的那个发明，它较容易被人忽略。我们现在的监测系统不会响起闹钟或警报，而是随时间的推移逐渐令人产生症状，可能在数年后发展成高血压或是根深蒂固的抑郁。事实上，这种应对方法需要很长时间才能显现出效果，大多数时候我们都会与自己失联。我们想知道自己的健康问题和情绪困扰从何而来，然而常有人教导我们，这种并不平衡的自我牺牲是一个优秀的人过着有价值的生活的标志。不幸的是，这往往是一个人走向心理痛苦、情感压抑和身体崩溃的标志。

为了保留快乐能力和情感能力，我们需要避免不必要的、会让自己陷入红色区域的情况，同时尽可能多地发现快乐。努力诚实地面对自己的真实感受，这是一个人能为自己做出的最能补充能量的事情。

许多人都会用尽力气变得充满爱心和利他。我们会对自己催眠，试图成为别人需要我们成为的样子。我们显然需要某样东西，来让我们不再忽视自己的需求。我所设想的这一发明可能需要很久才能实现，但你可以马上在自己的头脑中建构一个健康监测仪，这不需要付出多少努力。面对各种情况，你只需要关注自己头脑中那个刻度盘，留意这一内部警报装置。如果有足够多的人开始这样做，我就完全不用去车库搞发明了。

018
写作疗法

| 不讲逻辑，不顾一切，但要诚实。 |

以下是一个最为糟糕的情境：你正面临一个可怕的困境，感到害怕、困惑、绝望。没人能够理解你，连你自己都不理解自己，你也没有治疗师的帮助。这时你会怎么做？

如果你有一本针对这种情况的应急手册，那么你可以在"发疯"一栏快速查找解决方案。就在那里，在"所需设备"一栏中，会写着"你的大脑"，在"第一步"的部分，会写着"拿起笔和纸"。把你的想法写在纸上，这应该成为每个家庭的急救方案，它是应对重要情况的最佳方法。当你无力与周围环境相抗衡时，这是你唯一可以使用的最为有效的自助方法。

现代生活非常强调做出行动，倡导对挑战做出快速反应，认为这是解决问题、重获掌控权的理想方式。然而，在人类生活的很多情境中，尤其涉及他人时，快速反应实际上会让事情变得更糟。

如果你感到自己的情况毫无进展，这可能是因为你不知道真正让自己烦恼的是什么。如果你在知道自己的真实感受之前就采取行动，那么这些盲目反应可能会为你带来混乱，随后你便要开始处理冲动回应所导致的问题了！

与其马上行动，不如坐下来把自己的想法写在纸上，想写什么就写什么。快速地写，潦草地写，不用管标点和语法是否正确、首字母是否大写。心里想着一写完就把这张纸撕碎，除了自己没人会看到它。不讲逻辑，不顾一切，但要诚实。你对这一可怕困境感到最为担心的是什么？你在内心深处希望自己做些什么？这种糟糕的情况让你想起了什么？你对自己感觉如何？为何如此感觉？你看到了哪些自己还无法承认的东西？一旦你了解到问题的深层本质，你便能更好地处理问题。

这种方式为何可行？因为写作——即使是草率的、心烦意乱的写作——需要你的大脑活动脱离其原始的情绪中心，往语言、意义和洞察力所赖以生存的大脑前额部分移动。就大脑而言，写作是比感受高级的一个演化阶段。

研究表明，写作可以减轻抑郁，但前提是要通过写作来解决自身的问题。写一些中立而客观的话题并没有什么效果。具有治疗作用的并非写作行为本身，而是试图了解自己情绪真相的过程。

放在孩子身上，我们发现，孩子总要先表达出自己受伤和恐惧的感受，才能真正被安抚好。将自己的需求说出来，这是走出任何情感困境的第一步。如果我们能够做到这一点，即使是先做到把自己的需求写出来，也能加快寻找解决方案的速度，这比在事后大量反刍那些冲动反应要好得多。

除非情况非常紧急，否则你在探索其他选择之前，应先考虑一下探索自己的内心。一顿乱写常常会击中问题的核心，让你恍然大悟，自己未被满足的需求或是童年的恐惧竟然如此明显。一旦你发现了自己情绪反应的核心，就多加思考，亲吻一下它的额头，然后坐下来，想想自己该怎么做。你的大脑活动越多地参与其中，你就会做得越好。

| 大自然欣赏个性化的表达。 |

每当我在生活中面临困境时，我就会寻求大自然的帮助。人们想要向比自己拥有更多智慧的生物寻求答案，这是源自远古人类的一种冲动。我只消在大自然中漫步，或者出去走走，脑中的噪声便会消失，头脑也会变得清晰。就好像我的大脑需要与平和而不断演化的自然秩序交流，才能想出最好的前进方式。在大自然中，只关注我自己以及我真正需要的东西，似乎没什么问题。

与情感不成熟的父母不同的是，大自然欣赏个性化的表达。没有什么事情是完全一样的，任何事物都有其独特的表达方式。大自然中物种丰富，这反映并强化了你对于自己的真实存在的体验。在大自然中，你会感到自己更有活力，因为面对大自然的丰富性，你能感受到自己的价值。例如，当你站在一片树林之中时，你会感到自己置身于令人震撼的生命体之中，它们完完全全、自由自在地做自己，也不需要你去改变自己什么。

当你观察大自然并发现了她的美丽时，你就进入了一种作为一个生命来欣赏其他生命的境界。如果你认同这一点：有可能所有生命都有着共同的来源，生命通过千万年的适应，发展成了不同的形式，上面的说法便不足为奇了。我觉得一种生命形态是能够认出另一种的，无论它最终成长为一棵树还是一个人。当你在大自然中散步时，周围都是你的朋友，或者，你们的祖先有很深的渊源。你们都是从这个星球的远古时代走来的繁荣之子。

别忘了你也是一个有机体。人类和树木一样，都是碳基生命。随着生命形式在空气和阳光中不断生长和适应，人类不断演化。大自然现在的样子就是这一适应过程的生动记录。就像一棵树或一叶草一样，你也会被周围的营养物质所吸引。当你身处错误的地方时，你会开始枯萎，但一旦你做出适宜的调整，你便会重新振作起来。当你让自然与你的灵魂进行对话时，你便会自然而然地做出明智的决定。

不幸的是，你可能已经无法了解自己需要什么、应该远离什么。你可能已经迁移到大脑所在的世界中——这可能是人类物种最后一次重要的迁移——你变得重视思考而不去了解自己的内心。你现在认为，当你遇到问题时，你应该像一个学生一样，在书桌前坐下来，解决它们。你认为所有事情都必须通过你那理性而富有逻辑的大脑来了解，而终日享受平静的生活简直毫无意义。但事实上，这种稳定的平和状态正是所有自然生命的生长形态——对每一个环境所带来的挑战做出优雅的适应性回应。

当你强迫自己努力思考来解决问题时，你使用了大脑中很容易疲劳的那一区域，在你焦虑的时候更是如此。努力寻求解决方案可能会让你认识到问题的利与弊，但不一定能让你发现问题的关键所在。过度使用大脑中这一易紧张的区域，你最终会感到疲怠、沮丧，常常觉得心情不好。焦虑和解决问题的压力会耗尽那些让你感觉良好的化学物质。

你那理性而富有逻辑的头脑喜欢直线、直角和效率这些事物。它推动你快速做出决定，确保你不会浪费时间和资源。这种方式有其局限性，它贸然认为解决问题的最佳方式要参考"两点之间，直线最短"的原则。但在自然界中，直线很少见，它更多存在于无机物中，我们很难在生命体中发现它的存在。强迫你的思维套入这种非自然的形态，会阻碍你与生俱来的创造力和智慧的涌动。

事实上，努力和效率并不能确保人们做出明智的决策。大自然向你展示了一种不同但非常成功的方法。大自然与时间友好相处，而不是被时间所催促。更自然的生活方式会让你考虑到你的能量储备，让你去寻求收益最大化的路径，而不是最为"直线化"的路径。大自然不喜欢直线，直线太过简单直接，显得投机取巧。

大自然是你潜意识的源泉所在，是你的创造力、灵感和梦想的来源。你大脑的这一区域就像一根不断生长的藤蔓，它走向阳光和食物，以一种不慌不忙的优雅姿态抽出嫩芽、生出枝叶。它会根据自己从底部所吸收的水分，来决定自己向上攀爬到什么位置，它不会像人类通常期望的那样，不断催促自己成长、超越自己营养供应的极限。大自然的生存法则是，产出与投入相平衡。当你忘记这一点时，你会把自己搞得精疲力竭，变得焦虑，出现健康问题。大自然告诉你，你在地面之上所看到的每一样事物，都依靠地面之下的养料生存。

每前进一步都必须补充精力，让自己休息一下，你有没有遵循这一自然规律？还是说，你把自己当成一台机器，不断地逼迫自己前行？

置身于大自然中，这让你与自己的本源和需求重新建立联结。大自然一向忠于自己，这会对你产生影响。它激发你保持健康的本能，引导你以最小的阻力前进。它告诉你，只要做你自己，你的生活便会充满活力。它就像慈祥而睿智的父母，只想让你活成最好的样子。毕竟，它是你的自然母亲。

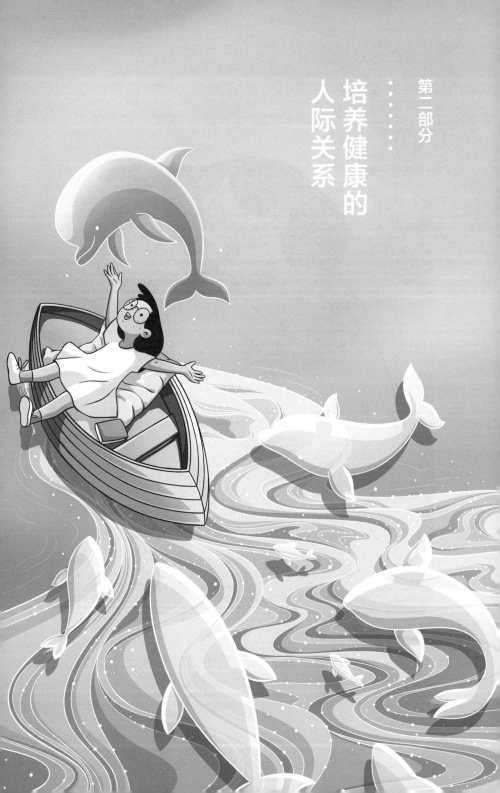

第二部分

培养健康的
人际关系

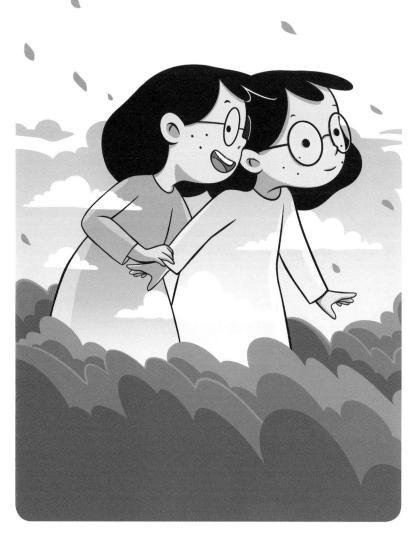

Self-Care for Adult Children of
Emotionally Immature Parents

原来我可以爱自己
童年受伤者的自我关怀指南

亲密关系似乎对你的幸福至关重要，但你可能没有意识到，最为重要的关系是你与自己之间的关系。只有与自己建立了良好的关系，才能更好地与他人建立联结。无论是在友谊中还是在恋爱中，都要寻觅尊重你的边界、欣赏你的个性，并愿意努力理解你的人。尊重彼此的独特性会开启两人之间更深层次的联结。

020
关系经济

认为自己应该成熟一些，以妥协于未被满足的状态，这是完全错误的。

人们总是觉得，良好的亲密关系需要彼此付出艰辛的努力。这令我感到惊讶，人们对亲密关系的印象竟然如此刻板而无趣。在他们眼中，似乎人们进入亲密关系的目的就是磨炼自己的耐心，而不是增强自己的幸福感。其实亲密关系的意义在于能给你的生活带来什么，而不在于从你的生活中夺走什么。周到而清晰的沟通不该让人觉得辛苦，如果你觉得和伴侣相处起来很费力，可能是哪里出了问题。

我们的文化通常要求亲密关系中的人要有高度的责任感和较低的个人自主权。在一段长期的亲密关系中，一个成年人必然会失去自由和一些快乐，这是无法避免的代价。因此，许多人在进入一段亲密关系之后，会心甘情愿地忍受太多而要求太少。认为自己应该成熟一些、妥协于未被满足的状态，这是完全错误的。难怪许多亲密关系最终走向破裂，这是一种不可持续的亲密关系模式。

如果人们为感情付出了许多努力，却一直得不到自己想要的回报，那么早晚有一天，他们会选择离开这段感情。他们会带着痛苦离开，因为发现事实并不像人们常说的那样，自我牺牲和无限度地投入耐心并没给他们带来幸福。亲密关系如同其他类型的交易行为一样，投入与回报不一定成正比。无论你多么努力，无论你放弃了什么，你都不能强迫另外一个人对你有所回报。一个人会给出怎样的回报是由其心理成熟程度和慷慨程度决定的，而不是由你对他有着怎样的付出决定的。想想你自己的经历，你无休止地向情感不成熟的父母付出，却很少得到回报。

在良好的亲密关系中，确实不是每一次交易都是公平的，也不是每一次妥协都令人满意，但随着时间的推移，它应该趋向平衡，令每个人的付出都有所回报。在亲密关系中，如果我给你一只羊，你给我一个苹果，我会注意到这种不平等。如果我这次愿意收下，可能是因为我觉得你到目前为止值得得到一只羊。双方都会去留意关系中的公平，不会不切实际地期望得到自己不应得到的东西。

良好的亲密关系会让人变得更有活力。和一个人在一起感到精力充沛往往意味着，和他的接触让你感到更加轻松、更有希望、精神更好。你的伴侣应该让你感到充实，而不是让你疲惫。能够给他人带来活力的人会做自己喜欢的事情来保持充沛的能量。他们寻找一切快乐的机会，增强自己的兴趣和活力。当伴侣能够各自照顾好自己的时候，他们会为这段关系注入许多能量。这种协同作用建立起来后，双方便都能在互动中感受到回报。

但是，如果像你和情感不成熟的父母之间的关系一样，情感努力和不公平交易几乎占据了你的亲密关系的全部，你就会感觉活力减弱。这段关系太过失衡了。

还有一个有问题的观念是，在一段亲密关系中不应该过分计较。人们似乎觉得，真爱中不存在斤斤计较。但是你在现实生活中遇到过对任何事都不计较、没有要求的人吗？如果你的伴侣觉得自己的付出比回报要多，就记录下双方的付出和回报，一目了然，这是更好的解决问题的方式。如果你向一个崇尚公平的人指出不公平的事，这并不会冒犯到他，反而会提起他的兴趣、引起他的关注。只有那些过度期望得到自己不应得到的东西的人，才会在你指出不公平时感到生气。

除了公平和互惠之外，一个好的伴侣会让你感觉交流起来毫不费力、被人理解。这并非因为他有着高超的交流技巧，而是因为他有一种简单的意愿，他愿意倾听，因为你很重要。当你向对方表达在亲密关系中的情感交易让你感觉不公平时，对方有没有理解你？

是否感觉自己可以坦率地谈论问题，是预测一段关系是否能良好发展的最好指标之一。你的伴侣对于沟通的态度能够预测未来的关系发展。如果他以愤怒、情感撤回、逃避来回应你，那么这段关系当然会让人感到辛苦——它难以令人感到稳定。

在任何亲密关系中，如果你将其底层逻辑视为交易行为，你都会感到更为乐观、更能胜任。这并非不浪漫，而是更为现实。如果你想让你们的关系长期保持健康，请牢记以下交易原则：付出你所想要付出的，同时要求得到充足的、令双方都感到公平的回报。

021
冈比效应

你的个性并非你努力追求着什么时的模样，而是你毫无目的时的样子。

人们的心理是有弹性的，我称之为"冈比效应"。冈比就是那个小绿人橡胶玩具，它能被拉伸成各种形状，但最终总会回到原本的样子。当我们做出努力的时候，我们都会拉伸自己，脱离舒适状态，让自己显得比真实的自己更好一些。冈比效应让我们在短时间内成为优胜者。但当拉伸的力消失后，我们就会回到原有的样子。

在人际关系中，当人们尽最大努力，想要给他人留下良好的第一印象时，他们会像拉伸冈比一样美化自己。但当他们放松，回到自己本来的样子时，冈比就会缩小回正常模样。把正常模样的冈比想象成一个人真实的心理成熟水平。在成熟之后，人们便成为自己的样子，无须怀疑。一旦人们到达最高的发展水平，他们的个性便不会再改变太多。然而，当人们在心理上并没有发育完全时，他们不得不通过拉伸美化自己，来弥补情感上的不成熟、得到自己想要的东西。

很多人在对方努力给自己留下好印象的时候开始了解对方。用冈比术语来说，对方在竭尽全力拉伸自己。在关系早期，他可能会做一些体贴的事情、表达爱意，或者表现得很温柔、有同情心。但随着时间的推移，拉伸的力度变小，他逐渐回弹到自己更为舒适的姿态。这时你才能看到他的真实模样。

如果对方正处于拉伸模式，你会高估他能够付出的程度。当他恢复真实模样时，你可能会奇怪之前那个很棒的人去了哪里。他似乎突然变得更加自私、更不敏感、更有戒心、更爱找碴儿、更有掌控欲。简而言之，他开始表现出自己不成熟的样子，那才是冈比小人的真实模样。

当冈比小人回弹到自己的舒适区时，你可能会想，只要他愿意尝试，还是可以找到之前拉伸状态下的神奇自我的。这话确实不假，但是谁愿意整日这般辛苦呢？不要觉得自私的行为都是人们故意为之的，或者一个人只要愿意总能表现得更好一些，这些都是错误的想法。一些人不能长时间处于成熟状态，是因为他们做不到，就像一个孩子并不能总是乖巧得体一样。物理拉伸总是会回弹的，你无法左右这一点，拉伸只是一种临时状态。

当你遇到处于拉伸状态的情感不成熟的人时，你不会立马看出他们无法保持良好状态这一点。与他们相处得久了，你才能有所了解。最好的办法是，给这段关系以发展的时间，这样你就可以了解，他对你的关切行为是冈比式的过度拉伸，还是其真实状态。打个比方，那个人真的有那么高吗，还是他踮起了脚尖呢？

在亲密关系中尤其如此，人们敞开心扉，与对方交流自己最深层的需求、感受和梦想。在一段亲密关系的早期，冈比小人会把自己拉伸成一个更大的自己，努力倾听和关心对方。但总会有一些瞬间，哪怕只有一秒钟，冈比小人会突然变回原来的样子。这一短暂的回弹时刻向你展示了，你日后要相处的人的真实模样。

问问自己，你的新恋人的贴心与可靠是在长期放松状态下的样子，还是只是暂时拉伸而成的模样。你在他身上看到的是真正的善良和关怀，还是不成熟个性的超常发挥？如果接下来你们的关系遇到许多压力，他是否会回弹到真实模样？

这个问题人们无法马上做出回答，因为冈比小人拉伸的疲劳症状需要一段时间才能显现出来。这便是不要急于进入一段亲密关系的最好理由了。冈比式的人总会向你施压，要求你迅速做出决定并许下承诺，因为长期保持良好状态对他们来说很有压力。他们会迅速将你包裹起来，这样他们就能回弹到更为舒适的形状。

用过去的术语来说，与拉伸的冈比形成鲜明对比的是人的个性。你的个性并非你努力追求着什么时的模样，而是你毫无目的时的样子。就像冈比小人一样，当一个人总是被一些隐秘的动机扯来扯去时，你是看不出他的真实模样的。让他们放松下来，感觉自己已经把你成功拿下，这时再看看他们会如何行事。

我们对于在生活中遇到的新朋友，总是忍不住要问自己这样一个问题：这个人真的是这样的人吗，还是他现在只是在拉伸美化自己？一旦你和一个冈比式的人陷入一段关系，从中解脱出来便会是一个漫长而痛苦的过程，因为你总会希望对方下一次的拉伸能够持久一些。你可以退后一步，观察对方在没有压力的情况下回弹成的样子。当他们自信已经和你建立了良好的联结时，看看他们是如何对待你的，那才是真正的冈比。

022
爱的餐厅

如果我们对一个人的需要在对他的了解之前，那么未来我们极有可能会感到失望。

寻觅伴侣就像尝试一家新餐厅。遇到爱的餐厅，我们是在走进去之前先阅读菜单，避免可能遇到的痛苦的幻灭之感？还是直接走进门，让服务员给我们上推荐菜？有时候，一些人真的饿了，他们会把菜单抛到脑后。在爱的餐厅中，我们不仅让服务员来替我们做出决定，还预付了餐饮费以及丰厚的小费，之后急切地希望吃到自己喜欢的菜品。

只有当我们在情感上得到了充分的滋养时，我们才有能力去做出选择。我们在情感不成熟的父母身边度过童年之后，在情感上会感到很饥渴，这时我们想走进任何一家餐厅。我们不会挑剔，只要餐厅门面好，停车方便就可以，我们不会花什么时间看菜单的。

但真正的问题不在于菜单上写着什么，而在于我们如此没有耐心读菜单会发生什么。我们坐在餐桌旁已经很饿了。我们会立刻抓住对方，在真正了解他之前，就已经需要他了。如果我们对一个人的需要在对他的了解之前，那么未来我们极有可能会感到失望。

虽然这个问题的答案显而易见——花点时间看看菜单，多多了解这个人——但似乎我们在现实情况中不会这么做。我们总是先坠入爱河，再发现问题。我们甚至会把对方一些并不体贴的行为合理化，对一些显而易见的事情熟视无睹。当然，那时我们可能已经深陷其中，觉得这儿是世界上唯一可以吃东西的地方了。之后我们就会经历一个漫长而痛苦的分手过程，因为我们在了解这个人之前就把心交给了他。

通常，令人困扰的迹象在一开始就存在，只是我们太饿了，忽视了它们。就像包装食品一样，对方的种种特质都列在他的行为表中——他觉得你没有在观察他时是如何对待你的。在商店中，一件产品的成分表会告诉你它是否有营养，还是只是包装好看。魅力四射的人也是如此。看起来有魅力的人并不一定适合你，你可能最终只会吃到一块糖，而不是一顿饭。

糟糕的伴侣，就像没有营养的食物一样，只有在我们情感饥饿的时候才会让我们无法抗拒。我们太长时间处于营养不良的状态，让自己太饿了，之后就像一个瘦弱的流浪汉一样，看所有东西都像是食物。眼神交流、调情，或者其他一些对方对你感兴趣的迹象，很快就会被你误解为一顿丰盛宴会的开胃小菜。我们不会停下来思考这场宴会是否真实，当然也不会粗鲁地问这些开胃小菜是不是就是全部食物了。就在我们希望深入研究这段关系的主菜时，对方开始收回自己的感情，或者开始与我们吵架。有什么方法可以预见这一切吗?

有的,但前提是我们想要预见这一切。情感饥渴让我们在感情还没苗头的时候就期盼着获得安全感和承诺。我们不敢去查看菜单,因为担心菜单上没有主菜,这会让我们感到绝望,因为我们已经决定让这个人填饱我们的肚子了。

许多潜在的伴侣都是很好的开胃菜。他们起初的体贴足以减轻我们的饥饿感,这样我们就可以开始挑剔接下来的菜品了。吃过开胃点心之后,我们开始注意到餐具上有污点,或者服务员总是给我们端来没有煮熟的食物。但只要你饿得要命,你就会为这些本无法原谅的事情找出各种借口。

饥饿并不会让你成为一名美食评论家,它只会让你对劣质食物充满热情。在你能够对伴侣进行甄别之前,你必须足够关心自己,不要忍受失望的感受。一旦你足够关怀自己,能够用友谊、兴趣和各种活动来滋养自己,垃圾食品看起来就不会那么诱人了。你会坚持食用有着丰富营养的优质食品,而不愿为漂亮的包装而妥协。

当你对自己感到满意时,只有善良的、同样关怀自己的、有幽默感的人才能激发你的食欲。你会忽略食物上面撒的糖粉,转而思考:"他做出的行为考虑到我的感受了吗?"你会抑制自己那些浪漫的幻想,而去看看糖粉下面的食物是怎样的。你会注意到它们是营养美味,还是又干又柴、没有营养。

和选择优质食物一样,选择优质的关系需要你的味觉经验。如果你把吃某样食物第一口的感受和之后自己肚子的感受联系起来，没有营养的食物就会失去吸引力。在爱的餐厅，你会开始选择"营养丰富"的人，他们能够为你提供情感营养和饱腹感，让你重获力量和能量。就像食物一样，有些人能够持续为你注入能量，而有些人纯粹是为了好玩。你要做的是阅读他们的标签，分辨清楚，并确保自己在出门前不会太饿。

023
当下的真爱

当你的身份角色刻板而令人沮丧时，你的内在自我就会开始躁动，想要寻求一些新的东西。

我的一位朋友最近谈到，有一次她的车在州际公路上抛锚了，一位男士停下车来帮她，这位男士在文化背景、政治观点和生活习惯上和我这位朋友完全不同，但她说自己在过去的人生中从未为遇到一个人而如此高兴过。后来这位男士把她没气的轮胎换了下来，并回绝了谢礼，继续赶路了。我们的一个朋友听后笑着说："这样看来，他可能不是你的真命天子，但他绝对是你那个当下的真爱！"

我喜欢这个故事，因为它太真实了，在我们生命的某个时刻，与我们没有任何关系的人突然恰当地出现，给我们带来的正是我们当下急需的东西。我的这位朋友之前不会想要和她在高速公路上遇到的救命恩人约会，她的动心也与因接受帮助而产生的感激无关。我们在崩溃时刻所建立的联结会绕过一些刻板印象，直抵内心。

与我们非常不同的人常常会走进我们的生活，告诉我们还需要什么来继续成长。这一点在亲密关系中体现得最为明显。在你经历个人变化和内心转变的时期，某个走进你生活的人可能会对你有强烈的吸引力。因为此时你旧的生活方式已经分崩离析，停下来帮助你的是怎样的人已并不重要，你都会被他吸引。在这些时期，即使是长期的亲密关系也会受外界的诱惑而发生动摇。

当亲密关系的剧变产生时，你想知道到底发生了什么。为什么之前很靠谱的人会突然毁掉自己井然有序的生活？为什么你会突然想要放弃一切，与一个在别人看来并不是你真爱的新伴侣在一起？

要怪就怪你内心对平衡的本能追求。当你的身份角色刻板而令人沮丧时，你的内在自我就会开始躁动，想要寻求一些新的东西。它想让你的整个自我都得到满足，而不是仅仅满足于你在当下被规训的社会角色。这一内心的成长需求希望你不再假装自己已被满足，而尝试接触新事物来发现真实的自己。有时候，这一想要成长的单纯欲望会吸引你去关注一个人，你从他的身上看到了自己所否认的某一部分自己。

你的这一成长本能并不是鼓励你和那个留着莫西干发型的男人暧昧，或者跟那个穿着紧身牛仔裤的女孩约会，但有时候这些信息在传达的过程中被曲解了。你可能认为自己已经在那个古怪的新恋人身上找到了真爱的答案，他觉得你是天下最好的人，而你没有意识到的是，这只是因为你需要表达自己新的一面。

我们可以把他们称作你当下的真爱。他们也许不是你的真命天子或真命天女，但他们有足够的兴趣停下来向你问问好。在这些看似不可能的亲密关系中，你终于感受到，你可以拥有自己的内心世界，以及那些你想从生活中得到的东西。你打开了那些被自己的旧习惯禁锢的可能性。如果某人的关注增强了你的情感自我和本能自我之间的联结，你便很难抗拒他。有些人可能会对这种吸引力感到困惑，但这通常反映了他们多么渴望找到一种方式来拥抱自己被忽视的灵魂。你寻找的不是真命天子或真命天女，而是你自己。

当所有人都对你的模样习以为常的时候，"当下的真爱"出现了，想抓住这个机会和他恋爱这件事会让你感到惊讶吗？无论你是一个青少年、一个成年人，还是一个已步入中年的人，当下这一转瞬即逝的快乐感受，让你觉得完全可以用多年来和谐而庸常的生活来换取。

不幸的是，你所遇到的"当下的真爱"让你忘记了，要想幸福，需要叩问自己的内心。成就感来自自我实现，而不是来自一个新的恋人。当你被新恋人迷得神魂颠倒的时候，你别忘记，你迟早要靠自己的双脚站起来。"当下的真爱"似乎承诺了会帮助你发现自我，但你能从中真正得到什么呢？他们可能会激励你对生活做出改变，但他们的出现并不是为了告诉你应该选择哪一条人生道路。

想一想，当"当下的真爱"看起来如此美好时，你的生活中发生了什么，这很有帮助。很有可能这个新恋人身上有很多你曾经自我压抑的特质。与其将在路上帮了你一把的人误以为是自己的灵魂伴侣，不如好好想一想，"当下的真爱"是否代表的是你想要表达的自己。

你可能会觉得，你不仅是在离开
一段亲密关系，也是在离开一种
依赖感。

　　我们可以毫不犹豫地劝诫别人放弃一段不愉快的关系，而
不去试着理解为什么这个人最初会进入这段关系。无论在什么情
况下，考虑离开一种关系（无论是哪种关系）都是一个觉醒的过
程。任何想要离开自己的婚姻、工作或某段友谊的人都会开始质
疑，自己的存在是否只是为了满足他人的需要。因此，离开一段
不愉快的关系并不是一个关于离开还是留下的简单问题，而是一
个内心深处的抉择——你是否觉得自己有权过上幸福的生活。

　　当你对是否离开一段糟糕的关系感到纠结时，你可能在经
济上尚未独立，或者需要为孩子着想；同时，作为情感不成熟的
父母的孩子，你可能过度关注他人的感受和需求。你可能非常痛
苦，但常常忽略自己的这种痛苦，因为你担心自己会让他人受伤
或是愤怒。从优先感知他人的感受转变为首先意识到自己的不快
乐，这种转变可能需要很长一段时间。

　　当你问自己"我该离开还是留下"时，你其实是在思考自

己是否应该夺回对生活的掌控权。你可能觉得自己无法在成为一个自信而坦率的人的同时，留在这段关系中。你太习惯为他人着想，以至于你认为必须离开这段关系才能做自己。

优柔寡断往往是与个人权力有关的一种深层矛盾心理，是让人难以离开一段关系的原因。你可能会觉得，你不仅是在离开一段亲密关系，也是在离开一种依赖感。这种依赖感可以有多种形式，但本质上来讲，它是一种对他人的认可的依赖，一种当别人需要你时才觉得自己的存在有价值的感受。

无论何时，如果你考虑离开一段关系——无论是婚姻、友谊、工作——请给自己足够的时间来了解这一举动的所有含义，这样你会更为平和地离开。优柔寡断并非失败者的举动，甚至离开再回来、再离开再回来，也没有关系。所有这些来来回回都是因为，你的内心在解答一些巨大的困惑：自己是否有权做一个独立的个体，自己是否应该夺回对生活的主导权。有时候你有许多纠结情绪，这无法避免，你要弄清楚自己想要什么以及为何如此。

当你在自己的优柔寡断中挣扎时，你的内心在成长；即使没有人能看到这种成长，甚至你自己也没能看到，事实也是如此。每当你思考自己为何要夺回自由时，你就会变得更坚强一点、对这种思维更加习惯一点。当你最终在内心做好准备时，你在外部世界的脚步就会变得更为轻快。事实上，当你真正准备离开的时候，你会感到一种独特的平静和充实感受。因为你投入了足够多的时间建立自己对这一举动的信心，所以通常不会在日后感到后悔或有其他想法。

当你无法决定自己离开还是留下的时候，给自己一些时间以及必要的自我接纳，以做出一个最终决定。永远不要被别人或是所谓"更有力"的想法所催促。真正的力量和决心来自成功解决问题，而不是盲目采取行动。留下还是离开并非这一问题的关键，关键在于，你要决定是否要做你自己。

025
成为关系的引导者

如果你总是等待对方来猜测自己的需求，关系就很容易出现裂痕。

良好的亲密关系有时候需要引导。大多数人都有过几段进展不顺利的亲密关系，我们倾向于接受事情原本的样子，而不是引导亲密关系走向更为健康的状态。我们总是认为自己是被对方的性格所束缚，但其实更有可能的情况是，我们还没有想清楚自己真正想从这段关系中得到什么。我们的默认状态是被动做出反应，而不是引领这段关系的发展。

情感不成熟的父母教导孩子不要疑惑、乖乖听话，你可能被规训得在人际关系中过于被动。但如果你总是等待对方来猜测自己的需求，关系就很容易出现裂痕。与其为对方的不敏感而感到烦恼，不如告诉他你想让他做什么，你希望他做出怎样的回答。

这种开放的沟通在友谊和亲密关系中会比较自然地发生。但你也可以在一些并非你主动选择的关系（比如与同事、邻居、家人的关系）中成为关系的引导者。即使你与周围的人并没有什么共同点、他们也不会关注你的感受和需求，你依然可以成为关系的引导者，让自己闪闪发光。

关系的引导者非常清楚自己想要得到怎样的对待，以及如何让自己从种种关系中得到滋养。他们要求得到他人的尊重，比如对方礼貌的对待，或是用礼貌而非羞辱的方式提出不同意见。例如，一位关系引导者会对喜欢大吼大叫的人说："我很愿意帮助你，但我希望你能够礼貌一些。"或者，面对一个嘲笑他人政治观点的人，关系引导者会说："人们看待事物有不同的角度，我觉得这很正常，能够同时听到双方的观点是件多么有趣的事。"这些都是中性反应，能够积极地推动对话走向更好的方向。

关系引导者甚至可以更进一步，为这段关系如何为双方带来更多价值出谋划策。例如，有些人会图自己方便随时来拜访你，边界感不强，令你感到困扰。这时你便可以对他们提出要求，比如"请你在来之前给我打个电话，看看我是不是有时间"。你也可以通过分享良好关系中的一些好的做法来引导关系的走向，比如提醒对方"提前打个招呼比较好，这样就能避免有人在忙别的事不能见面"，或者和对方说"双方都准备好再见面，气氛会更好"。

如果有人侵犯了你设立的边界，这是他第一次告诉你，他没有认真对待你的边界。如果他之后仍然我行我素，他就需要你的引导才能做出令人满意的行为。例如，如果在你表示工作时间不想被人打扰之后，一个同事还在说话，你可以这样来引导："要成为合作良好的同事，我们要给彼此充足的时间来完成工作，等我方便的时候再来和你聊天。"面对一个正在气头上的朋友，你可以说："你不高兴令我也很伤心，我希望我们能够共同解决这个问题。你能够对我坦诚相待，这很好。"这样你便以一种尊重对方且对彼此有益的方式，为你们之间的良好关系创造了价值。

除了设立边界，有时候对方就是对你很糟糕，或者因为一些并非真实的事情来指责你。在这些时候，关系引导者会引导关系向前发展，而不会做出伤害双方关系致其无法修复的行为。例如，如果有人恶意揣测你，那么你可以说"我并不是这个意思"，然后进一步引导这段关系，比如说"在假设最糟糕的情况之前，让我们彼此再来确认一下事实"。或者，如果有人一直对你怀恨在心，就对他说："我们和对方讲清楚自己为什么生气，这样事情会更好办一些。"

有时候成年子女和他们的父母，不管双方在情感上是否成熟，都会因为利益冲突而产生矛盾。由于父母习惯于自己的权威身份，因此往往要由成年子女来引导，双方才能走向一种更为平等、彼此尊重的成人关系。例如，当父母试图干涉你或者随意提供建议时，你可以说："妈妈，你说的是一个好主意，但是对我来说，自己把这件事考虑清楚很重要。"如果父母生气了，说了难听的话，作为关系引导者，你可以说："我希望你能够控制一下自己。我们现在都是成年人了。你这样跟我说话，我们怎能建立良好的关系呢？"

要知道，关系引导的最终目标不是仅仅维护自己的利益，还包括提醒双方这段关系的价值——这可以激励你们彼此尊重。在一段关系中，你只有两种选择，要么引导，要么跟随。如果你知道更好的方法，但不去引导他们学习，这便对他们没有任何帮助。

026
情感成熟很重要

在考虑进入一段新关系时，对方的情感成熟程度是一个至关重要的考虑因素。

有时候我们不得不赋予别人权力，比如当我们申请一份新工作，选择一个新的老师、领导，或者进入一段受法律保护的关系时。这些"重要他人"的情感成熟程度会对你的生活质量产生巨大的影响。

例如，领导者的情感成熟程度决定了他能否关心自己以外的人或事，以及能否就事论事处理现实问题、同情他人、自我反省、令人信赖。这样的领导或老板是值得信任的，他会承担责任、纠正错误，并考虑他人的想法和感受。

手中拥有一些权力的人，比如父母、老板、老师、领导，需要比较高的情感成熟程度，因为他们的很大一部分工作就是讲求公平以及关心他人。情感不成熟的人在这两方面都难以做好。一个情感不成熟的人的首要准则是优先满足自己的需求，而讲求公平和关心他人与这一准则背道而驰。在一个情绪不成熟的人的控制之下是很痛苦的，这就解释了为什么在考虑进入一段新关系时，对方的情感成熟程度是一个至关重要的考虑因素。

当拥有权力的人能够超越自我，不仅思考什么对自己是最好的，而且为他人着想时，他们就能够讲求公平了。情感成熟的人自然而然就会这样做。当某件事对某人不公平时，他们会感到不安，即使这种不公平可能对自己有利。他们拥有一种基本常识，即所有的人类都应该得到公平的对待。

情感不成熟的人过于以自我为中心，他们会本能地想要从他人身上获得好处。他们常常对他人正在经历什么视而不见，因为他们无法在情感上体会他人。他们的性格中缺乏一种多维性，无法想象受到不公平待遇的人会有怎样的感受。只要这种事没有发生在自己身上，他们就不会拥有设身处地为他人着想的冲动。他们可能会试图表现出关心，但不可避免的是，情感不成熟的老板、领导或者商业伙伴总是会做出一些令人惊讶的以自我为中心的事情，让你意识到他们为他人考虑得多么少。他们的这种特质通常会在危急时刻、遇到重大问题时表现出来，但可以肯定的是，在他们真正表现出对他人缺乏关心之前，有无数细微迹象都体现了这一点。

当我们感受到被人关心时，我们会沉浸在一种感到安全、感到自己拥有权利的氛围之中。要达到最佳状态，你需要感受到，那些有能力控制你的人能够很好地处理现实问题、公平地对待你，并且能够理解你正在经历的事情。这些能力完全来自他们的情感成熟程度。面对情感成熟的老板或领导，我们和他们共渡难关；面对情感不成熟的人，我们永远在背后支持他们。

当你考虑与那些会在一定程度上掌控你的生活的人建立关系时，请思考以下问题：他们能够很好地处理现实问题吗？他们讲求公平吗（尤其是在一些小事上）？你能感受到自己作为一个人被他们关心吗？他们会听取你的观点吗？如果对于以上问题的答案都是肯定的，那么与这样的人相处，会让你成为更好的自己，因为你会感到安全。公平、被重视和共情能够激发人们最大的才能和能量。情感成熟不仅给拥有它的人带来满足，也给必须生活在他们周围的人带来满足。当你和关心你的人成为伴侣时，你们两个人都会得到成长，你对他人的成功做出了很多贡献。当你需要将权力授予他人时，确保对方是一个想要令他自己和你都幸福的人。

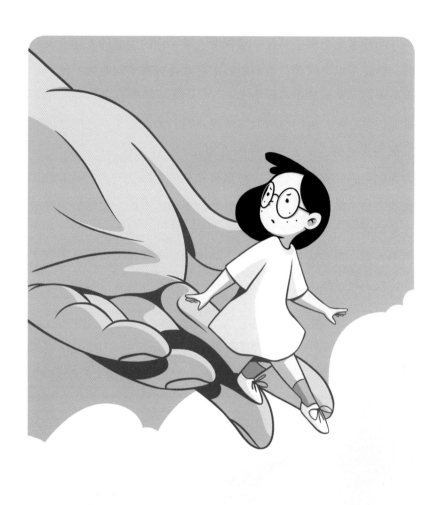

难相处的人可能对你的内心体验视而不见。与他们之间的互动常常令你沮丧、疲惫，甚至抑郁。不要让你从小习得的被动习惯成为他们支配你的理由。一旦你懂得了如何应对他们，你就可以削弱他们对你的控制、自由地行动。

027
支配型的人

他们并非想要改善关系，而是想要赢。

在《狗语者》这档电视节目中，西泽·米兰（Cesar Millan）总是想要狗主人了解犬类世界里的支配行为是怎么回事。米兰的大部分工作是，训练狗主人在他们的狗试图占据支配权时，成为能够支配狗狗的领导者。当米兰描述狗主人如何呈现弱势以致狗狗获得了支配地位时，他们中大多数人都会露出一种惊讶的表情，说道："我从来不知道自己是这样的。"

我必须承认，开头几次我看这个节目时也以为狗狗做出那些不当行为，是因为它们受到了惊吓，或是在"发狗疯"，我并没有想到，这是狗狗在争取支配权（尤其如果它是一只小狗的话，它就更会这样做）。我可能和狗主人一样，并没有注意到这一点，而倾向于认为狗是毛茸茸的孩子，需要抚育和关爱。为什么我们对最为关键的支配问题如此这般视而不见？

我们之所以没有意识到宠物争夺支配权的行为，也许是因为我们被规训为在人类世界中不去留意人们的支配行为。弗朗斯·德瓦尔（Frans de Waal）在他的书《猿形毕露》（*Our Inner*

Ape）中指出，在人类行为研究中，支配行为这一话题长期被忽略。在心理学领域，我们称之自恋（narcissism）、心理变态（psychopathy）或间歇性愤怒障碍（intermittent rage disorder），而不愿意用来自动物世界的、更为恰当的词来称呼它。我们人类常常欺骗自己，觉得与人合作是正常的事情，没有什么比权力之争更为常见了。动物专家更容易看清支配行为的本质：某一个体对另一个体施加控制，以获得支配地位。

在人类家庭中，占支配地位的成员通常不是通过武力来统治整个家庭的，而是通过心理上的控制。情感不成熟的父母可能会对你颐指气使，经常通过微妙的或不那么微妙的恐吓，或者通过诱导你产生内疚、羞耻和自卑的感觉，来维系他们的地位。这些拥有支配权的领导者对那些更看重和谐的人蛮不讲理——当然，这一切都是为了他们自己的利益。

具有支配型人格的人通常不觉得自己的行为具有攻击性。他们认为自己很聪明、想要保护别人、有很多好点子、洞悉世事。如果你给他们贴上"支配性"的标签，他们会深感自己受到了误解，因为他们认为自己是在为别人好。他们真挚地觉得，所有让他们处于领导者地位的群体都能有所收获。

事实上，他们对于领导者需要具备什么素质的理解是正确的。在任何优秀的群体中，领导力都是必不可少的。只有当我们知道是谁在指挥时，我们才能保持冷静并拥有安全感。如果没有人愿意为群体负责，没有人愿意去阻止争斗、告诉所有人这个群体所采取的立场，那么不管是动物还是人类，都将一直处于一种生命安全被威胁的状态之中。但领导力不仅仅关乎支配地位，还涉及对群体中每个成员的关怀。如果一只狗或者一个人是一个不讲求公平的领导者，或是一个有攻击性的领导者，那么整个群体都会遭殃。一个糟糕的领导者可能最终会失去他的领导地位。一个专横的人类领导者可能会发现自己被解雇了，或是爱人要与自己离婚。

支配型的人与动物首领有很多相似之处。人类就像猿猴和狗一样，一旦获得了支配地位，就会对其紧抓不放、努力维系这一地位，即使没有领导压力实际上会让他们更快乐一些。支配型的人一般较为多疑，喜欢吹毛求疵，因为他们只有在发现潜在对手的弱点之后才会感到安全。每个人，甚至是他们的孩子，都是他们潜在的对手。他们疯狂否认自己的弱点，这样后起之秀就不会占到便宜。这就是为什么对他们的行为展开讨论对他们不起作用。他们并非想要改善关系，而是想要赢。

在雄性灵长类动物中，支配行为意味着恐吓。在雌性灵长类动物中，支配行为可能更为微妙，通过故意不提供接纳和抚慰来实现——它们可能会拒绝分享或冷落群体中的某些成员。在人类世界中，女性还有其他办法——诱导他人产生内疚情绪、批评他人。

如果你和支配型的人生活在一起，那么你会付出许多情感努力；如果你是由支配型情感不成熟的父母抚养长大的，情况便更是如此。在生活中总是要迎合意志坚强的领导者，你会很容易因此感到疲惫。总是想着领导者会产生怎样的反应是很累的。但是，当你意识到你不必仅仅因为有人喜欢领导别人就表现得很软弱时，你的能量和希望就会被重新点燃。

支配行为本质上的内在驱力是掌控欲，一旦我们了解了这一点，我们就可以不再那么针对它了。如果有人批评你或冷落你，你便可以看出这是一种支配行为，而不再质疑自己的自我价值。

支配行为只有一个目标：削弱你的能量，让领导者维系自己的权力和地位。它如此基本、如此不受约束。狗语者一眼就能看出那些争夺支配权的举动，你也可以做到。

028
专横的谈话者

听他们谈话就像被迫听人从外地报纸上读外地的新闻。

也许只有内向者才会有这种问题，但我想很多人都会觉得喋喋不休的人令自己非常困扰。我指的不是那些一直在讲话但很友好的人，这样的人在谈话中起主导作用，使谈话顺利推进。我指的是那种聊起天来就像一辆在山路上不断下滑的失控卡车的人，没有什么能够让他停下来。

我称他们为"专横的谈话者"，因为他们说话时有一种逼迫、掌控的倾向。他们在回应自己脑中的想法时，嘴里就会不断蹦出来词。他们会非常纠结于一些无关痛痒的细节，比如努力记住一个人的姓氏、这个人与另一个人的关系，或者某件事情发生的确切日期。然而，作为听众的你，不可能对厘清这些人的关系感兴趣。谁是谁，在什么时候发生了什么事，这些对你来说都没那么重要。听他们谈话就像是被迫听人从外地报纸上读外地的新闻，他们会一个接一个地讲述那些你从未听过的人身上发生的事。

这些喋喋不休的人从来不会让别人插嘴。他们像训练有素的歌手一样，能够巧妙地做到这一点。他们会控制自己的气息，让你觉得没有机会插话，或是快速地换话题。当他们想要喘口气时，他们会屏住呼吸，使用一些类似"和……""嗯……""所以……"的句式，来接上自己的上一句话，这时候如果你想说些什么，就意味着你要强行打断他们。这些"占位词"会让你误以为他们马上就要说一件重要的事情。而对于专横的谈话者来说，这件事从来都不会发生。

专横的谈话者在谈话时非常具有强迫性，往往由内部驱动，不需要他人的输入。他们意识不到自己会让他人感到厌烦，也意识不到自己讲得太久了、没有给别人留出分享自己观点的时间。事实上，他们的行为就像是，他们现在拥有世界上所有的时间，没有人要离开，没有人有其他事情要做。

他们的目标显然是尽可能长时间地吸引你的注意力。你可以在这一点上看出他们的情感不成熟。这便不再有成年人之间相互交谈的乐趣，只能像情感上被忽视的孩子，有着许多焦虑，不敢停止说话，怕妈妈根本不会注意到自己。他们不相信其他人会对他们所说的感兴趣，因此他们从一开始就把人际互动考虑在内，不管发生什么，都要把对方的注意力集中在自己身上。这是一种以自我为中心的社交方式，它俘获了听众，但只是在很短的时间内。人们很快就学会了控制与这些人交往的时间、尽量避开他们，或者确保自己有"逃生路线"。专横的谈话者没有意识到，自己正在失去令人情感满足的、真正的交流机会。他们似乎担心，如果自己停下来，别人就看不见自己。

如果你觉得自己可能有一点"专横的谈话者"的倾向，你可以问一问自己通常是否会给其他人说话的机会，是否留出了停顿的时间，有没有问对方问题。一个很好的经验法则是，在说一段话之后做一个小小的总结，来提示其他人发言。你要在每次对话中至少问两个关于对方的问题，然后留出至少 30 秒的时间，来听听对方说了些什么。

然而，如果你常常是那些专横的谈话者的聊天对象，你便要问一问自己，是否在纵容或是助长他们这种使人筋疲力尽的社交方式。如果你是情感不成熟的父母的孩子，你的父母是否曾经告诉你要多听别人说话，因为他们对你必须要说的那些话感到不耐烦？你是否过分愿意礼貌待人，即使你自己的需求已然在内心尖叫。

如果情况确实如此，那么你可以利用这个专横的谈话者来帮助自己纠正老是自我贬低的习惯。专横的谈话者是帮助你练习自信表达自我的最佳对象。专横的谈话者总是以自我为中心，即使你打断他们的自我独白，他们也几乎不会注意到，不会生气。他们就像是不粘锅，你可以一遍又一遍地进行练习，他们不会停止讲话，这给了你很好的锻炼机会，还赋予了你自由说话的权利。

要知道，你不仅有被人看到的权利，还有被人倾听的权利，专横的谈话者可以成为你得以康复的关键人物。大声表达自己吧，提高音量来插话，或者转而谈论你所感兴趣的话题。专横的谈话者就像焦虑的孩子，他可能会暗自感谢你从他们手中夺走了控制权。

积极回应能够帮助你减少内疚
情绪。

在人们相互交往的所有事情之中，最糟糕的莫过于冷落对方
了。我们通常会认为，惩罚是生理剥夺或是使人生理痛苦。但在
任何一种关系中，冷落对方都会对其造成特别的伤害。当我们忽
视别人、回绝他们的提议时，他们会感到羞愧和无力。

这种冷落通常是公然而有针对性的。你感到自己被人冷落，
很明显对方很生气，不赞成你的观点。被冷落对你内心最大的
影响是，你常常不知道自己做错了什么，常常担心自己会做错
什么。

有一些形式的冷落非常微妙，让你总是怀疑自己是不是想错
了，为此感到抓狂。你感受到一种冷淡，即使这个人看起来很愉
快，甚至很爽朗，但你感受不到亲密感。当你向他提问时，他可
能会无辜地扬起眉毛，似乎在暗示你想得太多。讽刺的是，虽然
那个人说自己什么都没做，但你还是能感到哪里不对劲。

无论是直接的还是间接的，冷落都会损害一段关系中两人之
间的信任。你感受到的不是亲近，而是分离和孤立。如果你看重

与他人和睦相处，这种待遇会让你感觉像是被单独监禁了，无论你做什么都无法重建与那个人之间的联结。

所有这些都体现了冷落在情感上的糟糕之处，然而冷落对人的身体也会有许多隐形的影响。当有人常常避开你时，尤其是如果你那情感不成熟的父母在你童年时常常这样做，他们便使你制造安全感和支持感的那部分神经失调——安全感和支持感正是通过与他人建立联结来制造的。冷落会激发人类原始的不安全感，甚至会让人因为失去他人的认可而情绪崩溃。这种关系安全和情感联结的丧失会对我们的主要器官和血压带来不好的影响，并引起我们内部系统的失衡。

冷落让我们意识到，我们多么需要彼此多一些善意。情绪是会传染的，每个人都有能力让他人感到安全或者不安全。在非常亲密的关系之中，比如在恋人之间，或者父母与子女之间，对方的每一个反应在我们看来都像是对我们存在本身的赞成或者反对。例如，如果你的情感不成熟的父母曾经变得冷漠、不想和你在一起，那么我相信你一定记得这件事是如何在各个方面耗尽你的生命能量的。

如果你遭遇了他人的冷落，你该怎么办？首先，你要意识到，这个人正在用他的行为而不是语言来表达自己的感受。这种做法可能是他从自己的家庭中习得的，现在他把它复制到了与你的关系中。因此，你可以假设他们是不知道如何去谈论自己的感受和不同意见的。你不必过分担心，或是感觉"糟糕"，而让他们对你的回避成为你注意的中心。相反，你可以认为他们此刻不太舒服，说出类似这样的话："似乎我让你难过了，希望你能跟我谈一谈。如果你现在不方便的话，等你感觉好点儿了我们再谈。"之后放下这件事。

积极行事而不是被动处事会马上让你感觉好一些。冷落的影响力在于，它会让你闭口不言、处于被动的位置。如果你主动而友好地积极回应，之后放下这件事，那么他们行为的影响力就会被削弱。把他们做出那些行为看成是因为他们不善于沟通，而不是在惩罚你，这样你就不会再有内疚的感觉了。你已经正确地将它重新定义为情感交流的问题，而不会认为是自己被对方全方位拒绝了。只有当你接受了对方对自己的指责时，冷落在你们的关系之中才有原子弹一般的爆发力。

你曾经冷落过别人吗？也许你可以尝试做出一些对你们之间的关系伤害较小的回应。告诉对方你难以应对刚刚发生的事情，需要一些时间来解决这个问题。你也可以明确表示你并非在拒绝对方，而是需要一些空间。你可以和对方约定好，等平静一点儿再谈。之后，你可以向对方解释清楚，当你真的很难过的时候，很难继续谈话。

亲近关系中充满了双方的需求和情感，我们的行为会对彼此产生很大的影响。当我们可以提出自己的不同观点、表达自己受伤的感受，而不是撤回我们的爱时，我们的世界会变得更为美好。当我们不再冷落他人时，我们就可以不再惩罚对方，而是维系我们之间的联结。

030
但他是一个好人

> 不要因为对方有一些优良品质，
> 就否认自己受到了伤害。

　　我们保护自尊的最好方法之一就是，当有人刻薄地对待我们的时候，我们有能力察觉到这件事。如果能做到这一点，我们就不太会责怪自己，也不太会把不必要的批评放在心上。然而我发现，对于情感不成熟的父母的成年子女来说，他们通常不愿意将自己的家人或是亲近的朋友做出的行为定义为刻薄或有恶意的。例如，他们可能会告诉我，他们感到父亲很有距离感，没有表现出什么爱意，之后用"但他是一个好人"来结束对父亲的描述。或者，他们可能会用类似"但她确实是个很好的人"这样的话来结束对朋友所做出的轻率行为的抱怨。

　　当我同时听到两句如此矛盾的评价时，我发现自己会陷入一种目瞪口呆、毫不理解的状态之中。当被告知两件互斥的事情时，我们的大脑会快速转动起来，试图厘清一些不可能厘清的事情，分析性思维却会冻结。换句话说，我不明白这个行为刻薄的人怎么会是一个好人。

　　其实，在思考其他人的迷惑行为时，你也会用同样的方法来催眠自己。为了缓解被喜欢的人伤害的冲击，你在用一种使自己无法进一步思考的方式来安慰自己，比如"但她是个好人""他依然是个好人"。

我并不介意通过慷慨地说别人的好话来相信他们是无辜的。令我感到困扰的是，这种表述正被用来解释那些令人痛苦、不被尊重和被人拒绝的行为，而如果这些行为来自一个陌生人，会非常明显。

当你试图用"善良""好心""好意"来掩盖对方这些刻薄、贬低他人的行为时，你的自尊会受到伤害。这只是"他们不是有意这么做的"这种说法的变体。但从这个角度来看，你可能不得不得出这样的结论：你被这样一个"好人"无辜的、无意的行为如此强烈地影响，你一定是太过敏感或者神经质。

每当我们为了支持他人的形象而否认自己的情绪反应时，我们就踏在了通往抑郁的道路上。这是因为真实情绪是我们内在的活力源泉，能够让我们察觉到其他人是如何对待我们的。

如果在你的生活中，有些人对你既好又坏，对这两面都尽量诚实地看待。你没有义务去强调：尽管他们可能会伤害别人，但他们从整体来看还是"好"的。不要因为某人既有优点也有缺点，就否认自己受到了伤害。接受对方的真实模样，诚实地面对你正在消化的事情。这样，你就可以相信自己的反应，保持自尊的完整性。你仍然可以和他们做朋友，但不必以否认真实的自己为代价。

031
镜像行为缺失

当人们不去回应你的时候，你会感到精神崩溃。

托尔布斯先生，这一节为你而作。几年前，当地高速公路收费站会有身穿制服的工作人员，他们中的大多数人都是没什么人情味儿的淡定大师。他们接过高速费，找给零钱，事情就到此结束了。我总是会对他们说声谢谢，但他们仍然保持专业和镇定，冷静地专注于为下一辆车服务。换句话说，我很少得到他们的回复，除了其中一名工作人员。

我还记得第一次见到他的时候，就好像我一直生活在只有烛光的昏暗世界中，而突然间，他大大的笑容像镁光灯一样照亮了我的世界。这名工作人员从开了一半门的小隔间里探出身子，对我露出了我从未见过的最为灿烂而温暖的笑容。这不仅仅是一个笑容，还为我的那一个工作日带来了好心情，这是为了向人问好而准备的，带来了两秒钟的高质量互动。我还记得在跟他打招呼时自己咧着嘴笑的感觉。我想，真是谢天谢地，终于遇到一位有人情味儿的工作人员了。

现在我意识到，我的这个想法是多么愚蠢，而那些淡定的工作人员是多么明智。他们找到了不需情感投入又能与人互动的工作方式。他们是幸存者，已然懂得如何根据自己的经验来构建好自己的工作与生活。但这个令人快乐的人不受任何保护，没有任何可以借鉴的工作准则和正念经验。不知他该如何应付连续几个小时的冷漠攻击，司机从他身边路过，像流水线上的零件一般，毫无反应。

一两个月后，我又经过这名工作人员的收费口，他低眉垂眼、表情悲伤，收下了我的高速费。他的精气神消失了，灰头土脸，有着严重抑郁的迹象。后来我就再也没有见过他。

他曾有的明亮灵魂将自己的光芒投射到宇宙中，但后来再也没有出现。那些匆匆忙忙的通勤者可能根本没有考虑到他有着明显的沟通欲望。他单方面拥有情谊，而这股情谊逐渐消亡。

如果我们对人表达友好，而对方没有回应，这会给我们带来一种特别的痛苦感受。科学家曾在母亲和婴儿之间开展"静止脸"实验。在实验中，母亲看着自己的婴儿，但被要求对婴儿试图获得关注的行为不做出任何表情。我不需要告诉你婴儿会有怎样的反应，你知道那种表情会给人带来什么感觉，即使是陌生人冷冰冰的表情也会让人不舒服，更不用说是自己的母亲了。当社交反应被抑制时，大多数人都会感到痛苦，不管他们处于什么年龄阶段。研究表明，当社会支持被撤回时，人体内的压力激素水平会上升。

与他人的情感联结是通过对对方的面部表情和肢体语言做出镜像行为来建立的。这些美妙、同步而谐调的镜像行为并不神秘，也绝非偶然。它们是有生理基础的，对我们的身体健康至关重要。大脑的镜像神经元通过使我们反射性地模仿他人的表情，来让我们了解他人的情感状态。这一过程对于我们来说完全是无意识的，是人类演化的礼物。

这就解释了，为什么和你在一起的人对你的情感和心理健康如此重要。我们的情感会相互影响，正是因为我们的身体总是在复制彼此的行为。

如果你和脾气暴躁、爱挑剔的父母生活在一起，那么你可能会逐渐变得自尊较低，镜像行为是其生物学上的原因。我们忍不住模仿对方的愁眉苦脸、不以为然。我们不仅会观察那些评头论足的态度和行为，还会在无数的人际互动中无意识地模仿这些态度和行为。这就解释了，为什么当遇到情感不成熟的父母和那些令我们感到不愉快的人时，我们会内化他们最为糟糕的一些态度和行为。在与他们的互动中，我们会不由自主地一遍又一遍地模仿他们，从一个无意识的微表情开始。

在人们将冷漠社交视为正常的情况下，那名高速收费站的工作人员曾经试图与人建立联结。他是一个温暖的人，但他别无选择，只能整日对那些面无表情的脸做出镜像反应，因此他最终学会了把目光移开。不管是谁雇了这个超级友好的家伙，都应该事前让他了解这份工作对于他健康的影响——这份工作会损害人的镜像神经元。

下次在选择新工作或者新朋友的时候，请记住上面提到的这一点。我们通常都会避免一些明显的负面情况，但我们可能没有意识到缺乏良好的镜像行为会对我们造成多大的伤害。如果你非常幸运地成长为一个有着丰富感情的人，那么他人的茫然眼神或者友好回应的缺失，可能会对你的情绪和心理健康非常不利。

托尔布斯先生，你值得更好的对待，我希望你已经找到了更适合自己的工作。

032
人际关系之狼

> 不关心他们是可以的，远离他们
> 也是可以的。

　　和《小红帽》的故事一样，我们人类中间也有狼。小红帽的妈妈让小红帽去树林里给祖母送食物。路上，一只狼拦住了她，小红帽天真地告诉了狼祖母的小屋在哪里。狼急忙抢在小红帽前面到达她祖母的小屋，把祖母囫囵吞下，之后假装成祖母躺在床上，等着小红帽出现。当小红帽遇到戴着祖母的帽子、穿着祖母睡衣的狼时，她犹豫了一下，对它的眼睛、耳朵和牙齿表示惊讶。她这种不确定给了狼一个把她吃掉的机会。就在这时，一个樵夫听到了小红帽的尖叫声，跑来帮忙。他把狼干掉，剖开了狼的肚子，救出了小红帽和祖母。

　　这只狼企图吃掉别人来填饱自己，它利用诡计来迷惑猎物。（我只是来到树林里的一个旅行者。我只是一个躺在床上的无助患者。）狼的目标是吞下小红帽，夺走她的生命能量，以补充自己的能量。

　　在人类世界中，也有像《小红帽》里的狼一样的人，但我们就像小红帽一样，认为他们并不危险，因此也没有进行自我保护。没有人告诉我们这一类人的破坏性，于是我们成了他们施加诡计的活靶子。这些"人际关系之狼"也会使用伪装来达到自己的目的，他们常常把自己打造成你很难拒绝的人，就像那个无助的祖母。

这些"人际关系之狼"在情感上并不成熟，他们伪装成有爱心的朋友、可敬的父母，或是急需帮助的可怜人。但是不管他们如何伪装，他们所传达的信息都是一样的：你必须在乎我。"人际关系之狼"总是会提出相同的需求：你要毫不吝啬地把自己的精力和注意放在我的需求上，而我会把自己放在第一位。他们是贪婪的，总是在寻找下一个猎物，永远都无法得到满足。

"人际关系之狼"让人精疲力竭，因为他们无法维系一段真正的关系。他们可能会在一开始就关注你的生活、对你感兴趣，以此来吸引你，但是他们与人所建立的联结并不能真正使双方互惠。他们表面上和你建立了亲密感和联结，但如果你试图敞开心扉，真正地与他们分享自己，你就会发现他们毫无回应。最后你会感觉自己总是被催促，好像没有多少机会在谈话中说出自己的想法。他们可能会给你提不少建议，或是把话题引到自己身上，而不是尝试共情你。你不能以任何方式真正地与他们建立联结，从而为自己带来活力、宽慰或是滋养。"人际关系之狼"会小心翼翼地不以自己的本性示人。一开始，他们会使用一些社交伎俩来吸引你的注意——比如关注的大眼睛，以及倾听的大耳朵！这样你就成了他们的最佳猎物！他们让你相信你对他们来说很重要，可一旦你投入这段关系，他们就会变成完全相反的样子。当他们吞噬你的注意时，那关怀的双眼和耳朵就会转移和收缩。

这些鬼鬼祟祟的人所使用的秘密武器是一种文化规范，即你应该深切关注具有某些角色或者身处某些困境的人。受害心理、疾病、家庭关系，这些都是他们为了"吞噬"你而利用的挡箭牌。他们看起来很无力、急需帮助、有权得到自己想要的一切。你的需求水平永远不会与他们的相接近。用不了多久你就会发现，自己一直在想着他们、思虑他们的问题。你会发现自己因为没有给予他们更多关注而感到内疚。你会开始害怕听到他们的消息。

公平地说，我们必须意识到，这些"狼"可能是由其他"狼"养大的。因此，他们可能有着强烈的、未被满足的依赖需求。

但满足这些需求并不是你的责任。不关心他们是可以的，远离他们也是可以的。我向你保证，他们肯定会找到其他人的。他们让你相信，你是他们满足自己所需的唯一希望。但他们戴着帽子、穿着睡衣伪装自己，只是为了满足自己的贪婪之心。

如果你遇到的人并非"人际关系之狼"，你便会期待与他共度时光。你会从与他的互动中获得快乐和满足。最能说明问题的是，你会很期待下次见到他。

想想那个樵夫。他就是那种对别人的需要保持警觉，并主动伸出援手的人。他能够关心他人、保护他人，会在一百米外发现狼。他为他人着想，在他人需要自己的时候挺身而出。

除了这位世界上最棒的樵夫，你还拥有一个内在樵夫，当你遇到"人际关系之狼"的侵扰时，你可以去寻求他的帮助。他是你性格的一部分，非常强大、珍爱自我，能够保护你的情感能量不被人夺走。你人格中这一自我保护的部分根本不在乎狼的感情是否会受到伤害，或者狼在不被允许随意吃掉别人时是否会勃然大怒。你内心深处的樵夫能够帮助你与狼保持安全距离，因为他了解狼的本性。

不要成为"小红帽"，不要陷入与"人际关系之狼"的关系之中。在他们吃掉你之前，尽早礼貌地离开。

033
总是原谅他人

> 总是原谅他人，这对你要求太高了。

　　曾经有一个故事，一位人类学家正在为他所研究的一个部落所使用的语言编写词典。当他编辑到"原谅"这个词时，他询问这个部落的酋长，他们用的是什么词。酋长一脸困惑，问他"原谅"是什么意思。这位人类学家举了一个与原谅他人有关的例子，酋长的眼睛亮了起来。"哦，对了，"他说，"我们用的词是'我反击'（I-strike-back）。"

　　我很喜欢这个故事，因为它道出了原谅他人这个棘手问题的真相。你受到的教导可能是，做一个好人意味着你要一直原谅别人。但其实这一点很难做到。尽管你努力尝试，你可能还是会感到愤怒和挥之不去的怨恨，尤其是当对方看起来没什么歉意的时候。

　　如果冒犯你的人能够了解你的痛苦，并对自己的行为深感后悔，原谅就会来得容易一些。你可能永远不会忘记发生了什么，但如果他们能够确认你的痛苦是由他们引发的，并承担起责任，那么你的痛苦可能会减少一些。你也可能会发生改变：随着时间的推移，有了看待事物的不同视角，你可能对他们产生了真正的同情。在这种情况下，原谅他人意味着你不再有反击的冲动，因为你现在有了更大的格局——每个人都会犯错。

但是，如果有人伤害了你，并且拒绝为此承担责任，事情会怎么样呢？你仍然应该努力原谅他们吗？人们常常遇到这种困境——情感不成熟的人在伤害你之后，不会承认自己有错，也不会表现出同理心。他们缺乏一定的心理成熟程度来审视自己，或者意识不到道歉和赔偿的必要性。有时候他们甚至会反击并责备你，以某种方式把伤害变成你的过错。这样你还应该原谅他们吗？我觉得这样对你要求太高了，你不应因为做不到这件事而感到难过。

许多人把做一个好人等同于总是原谅他人。但如果有人发现某件事很难原谅呢，这怎么办？这时要否认自己的真实感受，假装自己没有受到伤害吗？不要这样做，但也许你可以去感受自己所有的感受，而不是被困在无尽的愤怒之中。

有些人认为，原谅他人应该是为了自己，而不是为了他人。但这到底说的是原谅他人，还是放下对愤怒的执念呢？人们也许可以通过建设性的方式来释放愤怒甚至报复的欲望，即使原谅他人超出了你的能力范围。也许你只会在最意想不到的时候，突然发现自己已经原谅了某人。也许我们在当下的确无法控制自己的情感，无法决定是否原谅某人。我们可能不得不把这件事留到未来，一边成长一边消化这件事。

如果你不以原谅他人为目标，而是决定从事情中吸取教训呢？如果你从中更多地了解了你真正想要的生活模样、不应在何人身上浪费时间，了解了如何避免未来遭遇类似的威胁，事情是否会有所不同？让自己的这些经历变得有用，可能有一天你会意识到，这是你生命中的一个转折点，它让你成为一个更强大、更有智慧的人。

用这种方式来思考问题，可以让你放下对他人所带来的伤害的执念。与酋长"我反击"的处理方式相比，你可以尝试一种新的方法——既不原谅他人也不报复他人，即"我向前"（I-live-forward）。你不必因为自己没能原谅他人而把自己绑在过去；相反，你可以尽你所能从这些经历中得到成长。感谢这个能够增强你的意识的惨痛教训，通过这种方式把侵略者变成使自己成熟的催化剂。在他们的背叛或伤害的"粗暴帮助"下，你可能可以开始活出更真实的自己。你可能会在愤怒和反对中发现自己最真实的价值观。你可能会逐渐了解自己永远不想成为怎样的人。你可以自己做出决定，让他们的坏行为使你变得更好，而不是拖你的后腿，仅仅止步于原谅可能会阻碍这一过程。当你有机会做一个真实的人的时候，不要满足于做一个看起来像好人的人。

034
不要责怪我的父母

> 审视你的过去可以让你从已写好
> 的未来中解脱出来。

在心理治疗中，我和来访者迟早会接触到父母这一话题。没有人喜欢谈论这个话题：有些人是因为不明白做此谈论的意义，有些人是因为虽然明白但不想谈论。人们经常会说："我不想谈过去的事情，我只想往前走。"我非常能够理解他们。心智正常的人有谁不想思考一个崭新的未来，而愿意挖掘痛苦的过去呢？

这是件麻烦事，但要做这件事，必须有个开端。这意味着要了解人们在早期生活中遇到了什么，他们的父母是什么样的，他们如何看待自己在家庭中所扮演的角色。还有，他们的兄弟姐妹是怎样的？校园生活怎样？那些他们无法忘记的重大事件又是怎样的呢？我们的历史是我们今日生活的原始宝藏。

大多数人不想回忆过去，因为他们害怕感到内疚、愤怒、自卑。他们讨厌自己承担所有的责备，但他们也不想因为责怪父母而感到内疚。人们讲述自己被父母在情感上（或身体上）伤害的痛苦故事，然后很快补充道："但我不想责怪我的父母。"这一点儿都不奇怪。

这种不愿责怪他人的心态是可以理解的，尤其是大多数人都认为自己应该把童年抛在脑后，专注于改善未来。因此，我们回避这一责怪他人的游戏。但是，审视你的过去可以让你从已写好的未来中解脱出来。

　　心理治疗一定是世界上唯一一个强调"后退是前进的最快方式"的领域。我们在童年时期的人际互动模式教会了我们自己是谁，给了我们深刻的、往往是无意识的对生活的期待。十有八九，这意味着父母是影响我们现在的生活的主要因素。然而，如果许多人觉得这意味着要去责怪他们的父母，他们甚至宁愿不去探索这一想法。

　　对于这个问题，还有另一种看待方式，一种可以让你对审视父母角色感到不那么内疚的方式。好的心理治疗，目标不是责备他人并就此打住。我们追求的不是责备他人，而是了解真相。然而那些觉得了解真相能够让自己解脱的人，可能只想参加一两次治疗就见效。心理治疗的目标是，帮助你明白自己和父母都是会犯错的人，双方的心理创伤都多到足以击沉一艘战舰。你不是要贬低你的父母，而是要接受他们作为一个人的局限性。之后你就会开始发现一些重要的事情：他们的局限性如何影响了你对自己和你的世界的看法。

　　就像婴儿一样，父母也会通过一些警告行为来表达他们的痛苦、让我们感受到他们的不安。无论是婴儿还是父母，都不会恶意让他人的生活变得痛苦，他们只是在用自己唯一知道的方式来表达自己的痛苦。当我们在心理治疗的过程中回顾父母的行为时，我们就像是在试图破译一种密码语言。我们想弄清楚，他们对待我们的方式到底对我们造成了什么心理影响。

当一个人深入了解自己父母的深层动机以及未被解决的问题时，他就会拥有一种新的意识。突然之间，与父母多年的互动有了新的方式。曾经不自觉地从一代传到下一代的痛苦，现在有了名字。过去那些似乎毫无意义的痛苦现在被找到了原因。我们受到伤害，不是因为我们是坏人，也不是因为我们的父母是坏人。它之所以发生，是因为我们的前几代人缺乏一门科学来减轻未被关注的情感痛苦。

通过心理治疗的过程，我们有机会最终理解我们家族几代人痛苦的可能原因，并将其用语言表达出来。

这是在指责我们的父母吗？几乎没有。这更像是我们在为父母做出表达。通过我们的自我理解，我们正在以他们无法做到的方式来解释他们没能说出的需求。我们应该抓住这个机会，厘清我们与他们之间的关系，这样就不会再把无法解释的痛苦传递给我们的孩子。我们的父母在他们生活的时代可能无法弄清楚这件事，他们唯一的选择就是默默地传递他们的痛苦，希望以后有人能够破译。这个家族密码的破译者，很可能就是你。

035
正视自己的创造者

当我们回到家的时候，我们就像来到了雕塑家的工作室。

家庭是我们的生命原石，我们由它雕琢而来。米开朗琪罗曾说，雕琢出他的杰作《大卫》的秘诀很简单——去掉所有不是大卫的东西。大卫的美自始至终都藏在原石里，但要米开朗琪罗用凿子不断敲击原石，才能显现出来。

我们刚出生的时候也是一块原石，还没有形成各自的个性。之后，随着我们与家庭成员之间的不断互动，这种雕琢开始了，多余的部分开始剥落。当我们脱离原生家庭时，我们的真实自我开始显露样貌。在很大程度上，我们通过这些艰难互动来发现自己，这些互动告诉我们，我们不是谁。

离开家之后，我们可能会重新雕琢自己，但一回到家中，我们便成了最初那个自己，那时候我们无法选择成为自己想要成为的人。回到家中，我们会回忆起自己的童年生活多么艰辛。但是，如果我们在成长的过程中一直没有抗拒和怨恨的对象，那么我们会发现自己真正的个性吗？我们可能希望自己之前得到更多关怀，但是一个强大而有弹性的灵魂，似乎往往是从与所爱之人的残酷冲突之中出现的。

即使我们遇到的是情感不成熟的家人，当我们回到家的时候，我们仍像是来到了雕塑家的工作室。我们能从这里找到自己最初的轮廓。我们童年的所有痛苦经历，都是大块的原石裂开、露出我们粗糙身形的过程，而童年的欢乐则是我们被爱打磨成独特的人的经历。如果我们没有经历千锤百炼，我们就不可能成为今天的我们。幸运的话，当我们离开家开始自己生活时，我们便会变得像大卫一样，那些独特的打磨使我们变得坚强，我们已经准备好迎战巨人歌利亚了。

回到家中可能会给你带来压力，因为你会想起自己艰辛的成长经历。如果我们与家人之间没有分歧，没有铁与原石的碰撞，那么我们可能仍然是这个家庭的一部分，而不会拥有自己的生活。也许你知道有人是这样的：生命原石一直保持原样，他一直没有成形，没有被创造出来。他与父母之间没有产生足够的摩擦，因而没有成为一个真正的个体。

但回到家中也让我们对传统感到安心。无论我们在自己的生活中取得了怎样的成就，知道有些东西会一直不变，这总会让人感觉很好。不管是好是坏，熟悉感都会让人感到舒适。当我们回到家人身边时，我们就回到了一开始的地方——我们被挖出来的那个采石场。

也许回到家中生活会把我们逼疯，但重返家中的感觉对我们的内心小孩来说是一种宽慰。我们回到原石中，在那里，我们再次成为整体的一部分，不再是分离的或特殊的存在。我们的部分早期自我似乎对这种吞噬很是欢迎，它将我们作为独立个体的界线模糊化。在经过长时间的挣扎之后，重回家中会让我们向它的引力屈服，就像婴儿厌倦了站着，满意地扑倒在地板上一样。

成年生活一直向前推进，这时家庭聚会可能让人感觉是一次情感回归的机会。我们可能认为这是一个理想的过程。在家中，我们不需要无止境地追求成就，也不需要为我们的失败承担责任，我们可以放手，在经历挫折时拿家人来撒气。我们之前这样做了好久，这是一种令人愉悦的放纵。我们可以回到家中，像孩子一样行事。在我们的原生家庭中，我们从成年人的角色中解脱出来，可以去体验那些最初激发我们自我创造欲望的怨恨和受伤的感受。

那么，当我们回到我们被雕琢的工作室时，我们应该如何行事呢？

让我们想象一下大卫和米开朗琪罗是如何应对的。我很好奇，当米开朗琪罗完成创作，把大卫带到这个世界上时，大卫会对他说什么。大卫可能会对他的创造者说："有必要这么痛苦吗？"或者大卫会说："你肯定有别的办法可以把我从那块石头里弄出来，不需要那么多的冲撞和击打吧？"或者，他会放下这一切吗？他站在那里，在经历所有打磨之后闪闪发光，他的创造者用凿子把他击打得光彩照人。也许他只会对他说："谢谢你，这一切都是值得的。"

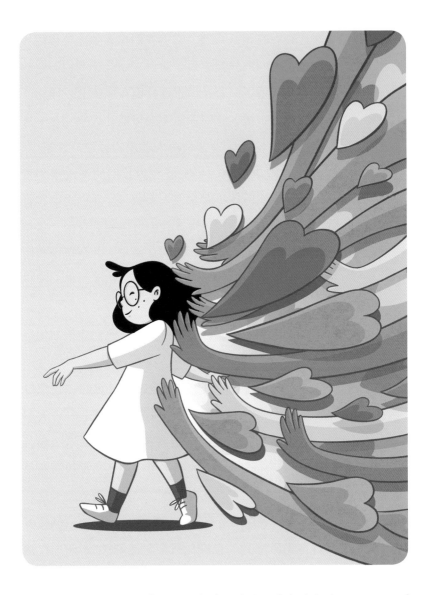

Self-Care for Adult Children of
Emotionally Immature Parents

原来我可以爱自己
童年受伤者的自我关怀指南

在成长过程中受制于他人的情感不成熟，这会让人感到沮丧和痛苦。因此，如果令人愉快的人出现，让你知道如何与这个世界相处，你可能会感到非常感激。和他们在一起时，你自然而然地做自己。你感到思路清晰、内心温暖，他们会激发出你最好的一面。与此同时，你变得更像你自己，甚至实现自我超越。

善待你的人

Honor Your Emotions, Nurture Your Self, and Live with Confidence

036
罗杰斯先生爱你的全部

> 罗杰斯先生提醒我们，我们内心
> 发生的事情和外界发生的事情同
> 等重要。

谢天谢地，有弗雷德·罗杰斯[⊖]（Fred Rogers）这样的人存
在。罗杰斯先生很看重真情实感的表达，他从来不会忽视我们每
个人内心的四岁小孩。

罗杰斯先生让我们相信，对他来说，我们表现出内心的样
子就已足够。你仅仅吸了一口气，都显得独特而可爱。你是"如
此"特别，他想知道你"会"成为他的朋友吗，你"可以"成为
他的朋友吗，因为他一直想"和你做邻居"。听听这些歌词，这
简直是一首来自懂得爱为何物的情人的歌。

罗杰斯先生不同于你那情感不成熟的父母，也不同于你认识
的许多人，因为他欢迎你的每一部分自我来到他的世界。他说，
对于你、你的愤怒、你受伤的感受，在他的世界中总有为这些而
留的空间。他在一首小曲中问道："当你感觉糟糕到想要咬人的
时候，你怎么应对这种糟糕感受？"上次有人如此关心你是在什

⊖ 美国演员、儿童节目主持人。——译者注

么时候，你特别生气和受伤的那次有人关心你吗？罗杰斯先生提醒我们，我们内心发生的事情和外界发生的事情同等重要。

罗杰斯先生是个存在主义者，他认为每个人都有存在的权利。他曾说，活着就是人生的意义。你不需要证明什么、有什么成就，或者为了让自己值得被爱而努力让你周围的人刮目相看。你要做的就是好好生活。他的听众从他的话中知道，他已经把这些事情都想明白了。他不是那种无忧无虑而思想浅薄的人，他所做的事情都有着要做的充分理由。罗杰斯先生知道，只要你曾经是一个需要爱和安全感的四岁小孩，在某种程度上，你便永远是一个需要爱和安全感的四岁小孩。

仔细想想，最好的关系都带有罗杰斯先生风格的存在主义。你所能收获的最好礼物便是，知道有人珍惜你的存在。我们都需要和那些让我们感到自己的存在令人愉悦的人在一起。这是一种爱，它不把你视为一个角色或功能，而是一个迷人的、重要的存在，你的存在让自己和他人都感到开心。罗杰斯先生对于这一点了解得非常透彻。

罗杰斯先生的节目总是让我们感到着迷，即使我们大脑中的行动成瘾突触常常要为他那过于轻松闲适的节奏而尖叫。但如果你花上几分钟来听他谈话，你大脑深处的情感中心就会释放长长的放松线圈。"罗杰斯先生说，你唯一要做的事情就是存在。"不管你是否有所成就，你都是特别的。他说，即使你在使坏，或是很愤怒，你也是值得被人关心的。他告诉你，你所具有的所有感受都有着充分的理由，他知道你付出了多少努力。他并不想从你身上得到什么，也不会批评你。他喜欢你本来的样子，不管你是四岁还是四十岁。

我们可能都不再是四岁小孩了，但我们的情感需求和那时候是一样的。我们希望当自己走进房间的时候，有人会高兴起来；我们不希望自己离开之后，别人会忘记我们。当我们做错事时，我们希望得到原谅，希望有人把我们放在第一位。当我们受到伤害时，我们希望有人感到难过而不是在那里讲道理。当我们感到害怕、想要找人聊聊的时候，我们希望有人能够密切关注我们。我们希望有人关注我们的安全和幸福。最重要的是，我们想要对他人产生影响，让他们把我们当成一个鲜活而真实的人来对待。也许这就是弗雷德·罗杰斯所讲的，要感受到对方鲜活的内心，并以自己内心的鲜活来与对方交往。这是即使我们感觉糟糕到想要咬人时，也能够保持彼此关爱的方法。

037
善良的牙医

我要做一个人，我没必要非要成为一位"患者"。

我的牙医马上就要退休了，我在想怎么才能不让他离开我。我怀念做口腔手术的经历吗？我对钻头的嗡嗡声有好感吗？绝非如此。小时候我的牙医给我补过几颗牙，但没有使用局部麻醉剂，因此我对牙医总是怀着一丝恐惧。

但几年前，我遇到了牙医朱尔斯，他帮我建立起对牙医的信任。最近朱尔斯帮我处理了一颗很难动手术的牙齿，在术中我的头需要被牢牢地固定住，朱尔斯因此感到抱歉："我这样做是要让你的头保持稳定。"他解释说。我没法回复他，因为我的嘴就像一个打开的行李箱，里头装着各种工具。但我想告诉他的是，这种稳定的压力让我莫名其妙感到安心，就像牙科版的救援舱。我并不觉得拘束，反而很有安全感。

朱尔斯最厉害的地方确实在于他的医术，但他在与人相处方面也具有真正的天赋。要取得稳步成功，仅仅了解自己的优势是不够的，还必须了解自己的优势能对他人产生怎样的影响。

朱尔斯喜欢结识他人的本能使他能够很好地与人交往。他既敏感又善于指挥。他可能会像一个优雅的绅士一样和我搭讪，但一旦他开始为我进行牙科检查，我就完全愿意信任他。情感联结带来信任，我不仅仅是他的患者，我觉得我是他的得意之作。

任何接触专家的人通常都会感到紧张，感到自己处于不利的位置。对于专业人士来说，这是很好的时机，可以开始利用自己手中的权力了。他们开始扮演专家的角色——一个无所不知的人，也许情感不成熟的父母也是这样。但是很多时候，专业人士和父母在专注于解决问题的时候忽略了人的存在。朱尔斯告诉我，任何人，包括牙医，都可以成为人性方面的专家。

比如，有一次朱尔斯休假了，我不得不去找另一位牙医检查一颗牙。当我描述我的问题时，牙医的眼睛亮了起来，我便知道我有麻烦了。"哎呀……情况不是很好！"这就是她可怕的回答。她的语气中明显流露出一种兴奋，这让我非常忧虑，我决定还是等朱尔斯回来帮我检查。

朱尔斯绝不会犯这种初级错误，不会像这样在开始治疗之前就让患者感到害怕。他设计了一整套技巧（实在是高情商行为），来让他的患者对接下来将要发生的事情充满希望、欣然接受。我建议所有的健康专家都借鉴一下以下行为。

他先是称赞患者的优点。"亲爱的，你的嘴巴真漂亮！"朱尔斯会用珠宝商对上等宝石的称赞口吻来说这些话。"我希望每个人都能像你一样照顾好自己的牙齿。"朱尔斯也喜欢喃喃自语："完美……完美！"他一边说，一边检查我的牙齿。当你为自己感到骄傲的时候，你便很难再害怕了。他会去发现牙齿的问题，但他只会评价优点。

他不会让患者因胡思乱想而感到害怕。朱尔斯说话很谨慎。他永远不会像一个不开化的卫生员一样，说一些类似"这里可能已经腐坏了"的话。朱尔斯只会估量一下牙齿的情况，告诉你需要做些什么，说得像是简单的家庭修理一样："我们只需要把它清理干净，密封起来，这样你就可以再好好使用它很多年。"

在检查口腔组织时，朱尔斯说过的最糟糕的话是："你现在可以向我伸舌头了。"仔细想想，这是一个相当有力的指令。他永远也不会像以前的牙医那样，让患者对疾病充满恐惧，那些牙医会说："现在我要给你检查一下，看你有没有口腔癌。"（哇……医生，我现在感觉更糟了！）

他会把针藏起来。我以前以为朱尔斯一定是把麻醉针藏在左腋下。就在我闭上眼睛之前，我会瞥见他把手伸到左侧手臂附近。（之后就到我的盲区了。）后来我问他的助手，他把那些针放在哪里了，她说："哦，我站在他身后，当他把手伸回去时，我就把针放在他的手里。"这种做法是移情的化身，是慈悲的化身，是智慧的化身。各位，请不要随意挥舞那些吓人的工具。

他会一直给我希望，让我知道手术很快就会结束。朱尔斯不喜欢制造冗长的悬念，他会简单地说出自己每一步的动作："现在我们要……"，紧接着是"差不多结束了……又完成了一些……你很快就能出院了……太棒了！完美！"可能手术花的时间比他说的要长，但对于大多数手术，他都让我相信我马上就能获得自由。

朱尔斯的态度总是让我觉得，我不只是一个来检查牙齿的患者。他问候我的家人，与我分享故事。他先是把我当作一个完整的人，然后才检查我的那副牙齿。我要做一个人，我没必要非要成为一位"患者"。当我被当作人来对待时，我变得更加坚强；当我被当作一位患者来对待时，我变得更加虚弱。我认识这位牙医多年，一直以来，我以人的身份走进他的诊所，之后保持人的身份。离开他的办公室时，我总是如释重负，而且他把检查和手术这些事搞得如此愉快，简直让我飘飘然。

我相信大多数专业人士强调自己的专家身份只是为了激发对方的信心。但是相信我，当一个人走进检查室的时候，他已经了解过专家的相关信息。在这个时候，他们需要冷静下来，而不是忍受专家高人一等的语气。

总有一天，医学界专业人士会学习这些与人相处的技能，就像学习解剖学和伦理学一样。如果他们能够建立这种身心联结，那将对他们的患者非常有好处。在那之前，我们都可以参考我这位善良牙医的风格，更好地与患者相处。如果每个人都被这样善待，那会是怎样的景象？

完美，完美。

038
寻找心灵导师

充满智慧、值得信赖的导师会督促你开发自己的潜力，而不是期待获得你的崇拜。

一位心灵探索者听说在世界的另一端有一位大师，他知晓生命的奥秘。虽然这位大师住在一个遥远山顶的洞穴之中，这位探索者还是不惜一切代价去寻找他。历经数年令人难以想象的磨难，遇到过许多错误的线索，探索者终于还是找到并登上了那座险峻的高山，来到了大师生活的洞穴。爬上高山，探索者已经筋疲力尽，他匍匐爬向盘腿坐在岩洞前的巨石上的大师。

"大师，"探索者上气不接下气，"请告诉我，生命的奥秘是什么？"

大师低头朝探索者微笑。过了好一会儿，他说："生命就像一座喷泉。"

探索者朝他眨了眨眼，他充满疑惑："生命就像一座喷泉？"

大师犹豫了一下，然后，他慢慢地说："你是说，生命不像一座喷泉？"

这个故事的寓意是，永远不要害怕质疑你的精神导师。我们生来便有一种倾向，想要把一个人理想化为一种更为高级的存在。我们经常把特殊的品质投射到别人身上，因为我们不相信自己能够拥有那样的智慧。与其培养我们自己，不如把我们的希望寄托在一个理想化的导师身上。我们常常会迷恋那些需要我们仰慕的明星，而不会喜欢那些能够教导我们追求自我发展的精神导师。

很多人都是这样，这是因为我们从小就被规训要无条件地服从权威和规定，每当权威人士（尤其是情感不成熟的父母）做出一些有问题的行为时，我们会压抑自己的怀疑之心。我们理所当然地认为，专家懂得最多，尤其是在心灵这一领域。把我们自己交给那些不会自我怀疑的人，那些看上去对自己的信仰绝对自信的人，这让我们感到安心。但你必须小心，不要把自己交给一个永远觉得自己最重要的自恋者。

如果这个世界上有真理存在，那么其中一条便是，充满智慧、值得信赖的导师会督促你开发自己的潜力，而不是期待获得你的崇拜。他们会教导和鼓励你，而不是让你成为他们的拥趸。充满智慧的导师喜欢对事物做出解释、回答棘手的问题，因为他们喜欢抓住所有机会，来对自己的信仰进行更为深入的思考。如果你感到困惑，他们会继续寻找更为清晰的解释方式。对于你的提问，他们不会做出模棱两可的回应，或是顾左右而言他，他们不会藏在混沌和借口背后而不去揭示真理。

然而，自我美化的心灵导师会让你为使他们难堪而感到尴尬。他们希望自己的那些陈词滥调无懈可击、不受质疑。即使发现他们的智慧之语并不完全符合常理，他们也会让你觉得指出这件事很不礼貌。

感到敬畏和感到困惑是有区别的。我们心中都有一个小小的敬畏中心，它能帮助我们发现他人真正的智慧和令人钦佩的品格。我们会天然地相信他们，认为他们不会因我们的无知而轻视我们。但对于自恋的心灵导师来说，解答他人的困惑、使他人对自己绝对服从，这些是家常便饭。他们的力量来自让你抛弃疑虑，相信他们比自己了解得更多。他们会暗示你，如果你让他们遵守和其他人一样的道德标准和公正法则，那就意味着你心胸狭窄。

这些无法令人信赖的导师也常常表现得言行不一致，并不能够说到做到。当他们做出冲动的举动时，他们既不会自我反思，也很难自知，因此，他们常常宣扬一套标准，而以另一套标准生活，他们对此熟视无睹，从来不会注意到自己说一套做一套。就像莫比乌斯带○一样，展示了一种有着特殊效果的视觉错觉——如果你沿着莫比乌斯带一侧的线一直看，它会突然消失，变成别的东西。

当你找到真正值得信赖的心灵导师时，你可能无法理解他们说的任何一件事，但你在内心深处会感受到安全以及他们的关怀，即使你无法表达出来。他们不仅对你的疑惑照单全收，还会鼓励你多多提问，为帮你解惑而感到快慰。

○ Möbius strips，一种单侧、不可定向的曲面。——译者注

现在我们重新来看本节一开始的故事，向那位谦逊地质疑自己启迪之言的导师致敬。但是，如果探索者只是无条件地崇拜这位导师，把"生命就像一座喷泉"这一智慧不断传递，又会怎样？如果探索者告诉之后的追随者，要真正理解这伟大的领悟，需要进行多年的冥想、祈祷和慈善，来抑制自己的疑虑，那又会怎么样呢？值得庆幸的是，这位探索者做出了诚实的反应，他大声质疑导师是否知道自己在说什么。要知道，那些在你质疑他们时让你觉得自己有问题的人是在索取个人崇拜，而不是为你指明一条通往真理的道路。

039
爱着我们的宠物

> 我们生来就是为了得到无条件的
> 爱，一生都是如此。

    谢天谢地，这个世界上有宠物的存在。我们不能要求每个家庭都能聘请心理治疗师，因此在保持我们的心理健康方面，来自动物王国的珍贵朋友承担了双倍的责任，让我们还能保持理智。实际上，动物的表现比临床医生所预期的要好得多。而且，除非心理治疗师学会在来访者到来时高兴地跳起来，同时肆意地崇拜他，否则他们永远比不上宠物。

    许多研究表明，与友好的动物互动能够对人的情绪和身体产生积极影响。要是你知道宠物能够降低躺在医院病床上的患者的血压，你就能够想象它们每天能为你带来多少快乐了。我们究竟为什么会对这种生物产生如此强烈的情感反应呢？

    这是因为，宠物把自己的大部分神经元"额度"都用在了大脑的情感联结中心。从神经学来讲，宠物就是一个小小的爱的机器。实际上，它们是无条件的爱的机器。

    所有哺乳动物的大脑都由三个主要部分组成，每个部分在神经学上都非常不同。新皮质（neocortex）是环绕着情感中心的思考部分，而情感中心是我们生存本能的源头。宠物猫的大脑中这一思考部分不怎么发达，而宠物狗脑中这一部分只比宠物猫发达一点儿。它们真的不需要这一脑区发展过多——它们不用寻找食物和养家糊口。但与其他哺乳动物相比，人类将大部分基因编码信息用于控制新皮质的开发，并取得了惊人的成果。人类的思维运作良好，足以接管这个世界。

但是，当你工作一天回到家，或者当你的伴侣、身处青春期的孩子、两岁的宝宝令你心烦意乱时，谁还需要这个世界呢？在那些时刻，我们不想要这个世界，我们只想要和宠物待在一起，享受它们对我们的依恋。我们渴望得到它们讨人喜欢的依偎。

精神病学家托马斯·刘易斯、法里·阿米尼和理查德·兰农在他们的著作《爱的通论》(*A General Theory of Love*) 一书中解释了上述行为的原因。这篇关于依恋和情感联结的研究综述强调了，人类与其他哺乳动物建立情感联结在心理和生理上的重要性。如果在你的生活中有许多像这些无条件接受你的哺乳动物一样的人，情况就更好了，否则，拥有一条宠物狗也是很好的。

他们的理论得到了该领域大量研究的支持，该理论认为，哺乳动物大脑的情感区域在个体间有一种奇妙的共振，这解释了为什么我们很容易能够感知另一个人的感受。感受你所爱之人的坏心情，或者被乌合之众的疯狂冲昏头脑，这些都是你的情感系统与其他哺乳动物的大脑建立快速而直接的沟通的例子，就像是你们瞬间调到了同一个电台。

这种自然的共振，这种大脑之间的联结，让我们彼此同步。

我们需要这种大脑间的协调作用来调节我们的情绪，也需要它来保持身体健康。比如，当一个情感大脑发现另一个情感大脑想要亲一亲自己的脸时，整个有机体都会感到稳定与安稳。我们的丧失感会减少，也不再那么困惑。我们的抗压能力增强，思维变得更加清晰，免疫功能也会提高。婴儿尤其依赖妈妈的关注，来使自己在生理上和情绪上都感到稳定。这种同频的关注对人类婴儿的茁壮成长甚至生存是至关重要的。我们生来就是为了获得无条件的爱，一生如此。

许多不幸的童年和婚姻都有一个共同点，那就是无法在重要时刻获得情感共鸣。例如，当我们渴望联结和充分的关注时，对方的大脑却无法感知到这一需求。事实上，如果有人对我们的情感需求做出思维回应（比如提出建议或是帮助我们解决问题），我们会感到自己被忽视了。你的宠物绝不会犯如此严重的错误。

宠物对我们的爱帮助许多人度过灵魂的黑暗之夜。当宠物去世时，我们都知道它们带走了我们多少情感。就我们大脑中爱的部分而言，哺乳动物就是哺乳动物，这才是最重要的。人与宠物之间的联结是我们所有人获得无条件的爱的最后希望之一，另外一种便是无私的母爱了。

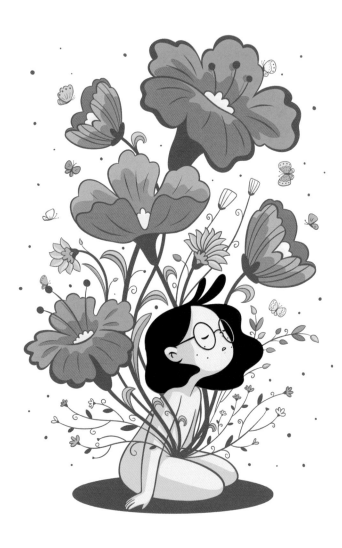

Self-Care for Adult Children of
Emotionally Immature Parents

原来我可以爱自己
童年受伤者的自我关怀指南

当轮到你为人父母的时候，有时你会尝试使用一些新的方法，有时你又会再次依从你的父母所采取的方式。但是你的首要目标是，帮助你的孩子成长为能够建立有益人际关系的、强大的、有能力的、真实的人。你情感上的成熟能够给予孩子他们所需要的东西——可预测性、自己的真实模样被人看见、他人的尊重对待——并最终在祝福中获得自由。与其与孩子的不同发展阶段（或你作为父母的不同阶段）做斗争，你不如利用变化之潮，游向真正的自己。

情感成熟的养育方式

Honor Your Emotions, Nurture Your Self, and Live with Confidence

040
关于孩子的真相

> 孩子和我们一样，拥有各种各样
> 的人性。

关于孩子的真相是，他们一出生便要满足自己的需求，而不是我们的需求。一些父母没有意识到这一点，认为孩子应该自愿违背自己的利益，放弃自己最想要的东西，来做父母所要求的一切事情。对于那些由情感不成熟的父母所抚养长大的人来说，这可能是他们最为熟悉的模式。当孩子拒绝或者逃避这一规则时，情感不成熟的父母会感到自己被背叛了。孩子的这种抗拒让他们觉得孩子并不真的爱他们。实际上，这与爱无关，而与权力差异有关，它导致所有人都一边顺从于拥有权力的人，一边想方设法逃离。孩子和我们一样，拥有各种各样的人性。

孩子会考验你做一个好人的决心。他们会挑动你的神经，因为他们非常惊人地以自我为中心，有时会让你无法呼吸。这种自我行为的高峰期出现在 6 岁、13 岁和大学一年级左右。有时候，他们似乎希望得到你的全力支持，同时又要求你假装自己不存在。父母通常都很难接受这件事。

如果你曾被自己情感不成熟的父母过度控制，那么你可能会把孩子的"底线测试"视为对自己的不尊重甚至蔑视。你不会理解孩子是在自然而然地追求他想要的东西,而会认为他所做的是对你的权威的反叛。

没有任何一个孩子想要刻意反叛父母——要是这样的话,以后他在哪里生活?孩子只是普通人,有着要维护自身利益的健康心理,他们绝不会毫无反抗地接受约束或是挫折。你可以试着将他们的这些行为当作可以理解的反应,而不是挑战权威的行为。

父母总是比孩子拥有更大的战略优势。孩子并没有那么复杂,他们不擅长制定长期战略。父母总是可以预测孩子会做出什么样的反应。他们拥有一些简单开关,你按下开关,基本上就会得到你所想到的结果。但你必须聪明地使用有效的方法。优秀的育儿类图书会告诉你,如何了解孩子简单的动机,最终赢得他们的合作。我说"最终",是因为在养育孩子的过程中,没有什么是能够一下子完成的,一切都是重复、重复再重复的结果。

如果父母期望自己的孩子拥有成年人的推理能力和对挫折的忍耐力,他们有时会想要利用愤怒或是撤回爱来实现这个目标,而不是顺从孩子的想法。当父母试图强迫孩子立即服从自己时,无论是强迫执行还是制造内疚,他们通常都会遭到孩子的反击。更糟糕的是,有时孩子不会公然反击,而会陷入消极对抗状态,他们不接受也不反驳,让父母的权威毫无力量。

孩子只需要很少东西。他们希望父母用对待成年人的方式——尊重——对自己。他们不需要得到与成年人同样的权限或是许可,但是他们的确需要父母不把自己当成一个孩子。如果他们得到了这样的对待，他们最终（又是这个词）就会变成时不时能够理解你的贴心的人。但是作为父母的你，要做好心理准备，你可能要等上很长一段时间，才能在他们身上看到一些良好的判断力和责任感的迹象。可怕的事实是，孩子希望你：拥有超凡的、无条件的爱，同时一点儿也不需要从他们那里得到肯定或确认。他们需要你在他们成熟和发展责任感的过程中保持耐心，对他们的错误和自私行为表现出足够的宽容——到一个往往是令人吃惊的程度。

作为回报，你的孩子也会做出一些对你来说很重要的事情。孩子会让你重温过去，也许他们已经进入你的生活，搅动你关于童年旧事的回忆；也许他们让你重新了解你那情感不成熟的父母。关于孩子的真相是，他们会让你想起自己的童年。他们在按下你的开关时，总是会按下回放键。你的孩子那明目张胆的以自我为中心的作风，会让你想起生活中那些感到自己受到贬低、不被尊重的时刻。你的孩子为你提供了一个机会去处理过去受伤的感觉，让你可以把它们变成你过去的（而不是现在的）一部分。也许他们所按下的开关一直都是正确的，可以帮助你成长。

041

不为人知的育儿秘密

> 和所有人一样，孩子渴望得到尊重。

最不为人知的育儿秘密是，孩子的反应与成人完全相同。对孩子和成年人有效的方法并没有不同标准。规则几乎都是相同的。所有年龄段的人都喜欢被当作有智慧、有感情的人（而不是下属）来对待。

孩子喜欢父母认真对待他们，把他们当作有自己的喜好、真实的人。和所有人一样，孩子渴望得到尊重。他们喜欢了解自己为何要做某些事情，他们拒绝需要无条件服从的要求。

成年人也是如此。想想你曾经的好老板和坏老板。没有人喜欢为一个苛刻而刻薄的老板工作，这种人喜欢对人招来喝去，从来不解释自己做决策的原因。然而，一位尊重员工的老板会逐渐获得员工的赞赏和忠诚，之后当他需要员工做一些额外的工作时，员工会愿意付出，因为他们受到了良好的对待。

好的老板和好的父母采用的方法相同，得到的结果也一样：他们的员工或孩子都喜欢和他们相处。当别人想要与你保持距离时，你很难拥有真正的影响力。当父母喜欢生气和责备孩子时，孩子便不再听父母说的话了，而是集中精力逃避这不愉快的情境——从你自己的童年经历中你能够了解这一点。另外，他人在对待自己时富有耐心和理性，这能够带来一种积极的内心体验，如果成年人在孩子犯错时不攻击他们的自尊，孩子通常能够很好地纠正自己的错误。

有些父母，尤其是情感不成熟的父母，似乎认为只有成年人才需要懂礼貌。我们从来没有想过要像控制孩子那样控制我们的朋友。我们可能不会威胁我们的朋友遵守什么规则，我们不会没有和他们不打招呼就走了。我们不会反复提醒我们的朋友他们做错了什么，也不会在他们按照我们的要求做事之后才去重新给予我们的爱。我们不会做这些事情，有一部分原因是：我们知道如果我们这样对待朋友，他们可能会离开我们。

许多父母不会采用鼓励合作的方式（好老板的方法）和孩子对话，而是喜欢给孩子下命令，甚至在许多没有必要的时候也是如此，他们经常威胁孩子要惩罚他们（坏老板的方法）。许多人被教导，这就是成为一个强大而有权威的父母的方式。我们认为从长远来看，这对我们的孩子是有好处的，但其实这是使我们的孩子想要离开我们的最有效的办法。

如果父母体贴有礼地对待孩子，孩子就不会无意识地失控。就像成年人一样，孩子也喜欢规则和惯例——前提是这些规则是合理的，看起来不像是武断制定的。孩子是有意识的，如果他们得到公平的对待，那么在进行一些保全颜面的抗议之后，他们通常愿意接受结果。作为成年人，我们拥有更多的智慧和经验，因此我们仍然具有天然的权威感，孩子知道这一点。他们希望受到成年人良好判断力的保护。如果我们的限制对于他们这个年龄的孩子是公平和恰当的，大多数孩子都不会产生强烈的反抗。

不要忘记这个良好育儿方式的秘密：孩子从内在来讲是真实的人，就像你和我一样。他们被那些相信他们有着良好品格的人吸引。我们要给他们时间去学习和成长，不要反复提醒他们犯了哪些错误、具有哪些缺点。各个年龄段的人都喜欢被征求意见，而不是被告知。当孩子的需求得到考虑时，他们会很感激。无论是和孩子还是和成年人在一起，是否幸福总是取决于我们能否让别人愿意与我们合作。

042
注意表扬方式

> 把表扬想象成你正在挥舞的一束
> 非常明亮的光。

不久前我正好看到这一幕，一位母亲兴高采烈地对她的孩子大加赞扬，她的孩子刚刚在钢琴独奏会上成功完成了精彩的演奏。"我为你感到骄傲！"这位母亲欢呼雀跃，说了一遍又一遍。

女儿不好意思地压低声音呻吟道"妈妈……"，她缩起头，四处张望，看看是不是有人听见了。

在我看来，毫无疑问这个快乐的母亲没有恶意。她正在努力做着所有正确的事情——提升女儿的自尊，认可她的技能，庆祝她的成功。她的育儿理论似乎是"表扬越多越好"。但很明显，孩子只是想让她停下来。

这个女孩自卑吗？她不能积极地看待自己吗？事实似乎并非如此，那孩子走下舞台的时候眉开眼笑，她知道自己做得很好，似乎让她不舒服的更多是母亲表扬她的方式。

这件事像是有人用强光手电筒直接照别人的眼睛，说："看！现在你可以看得更清楚了。"没错，光确实能够帮助我们看得更清楚，但想要发挥作用，光要聚焦在我们需要看到的东西而不是我们的视网膜上。表扬也一样。把表扬想象成你正在挥舞的一束非常明亮的光，你就知道该怎么办了。你要突出这个人所做的事情，谈论这件事情。

这样，母亲就能站在女儿身边，用着表扬的光，同女儿一起欣赏她的表演。例如，这位母亲与其说"我为你感到骄傲！"不如对女儿的表演本身说些什么，比如"你的钢琴技艺真是精湛！"，或者"你那一段的弹奏让我热泪盈眶！"，又或者"你弹奏了一段多么美妙的音乐！"这些表扬和之前的那些相比似乎只有微妙的区别，其实并非如此，这些语言描绘了我们头脑中的某些特定画面。

当你听到"我为你感到骄傲"时，你的头脑中会出现怎样的画面？我看到一位母亲笑容满面地站在孩子身边不断表扬她，而孩子则被动地接受母亲的点评。但是，当孩子的表现或者成就（"多么一流的演奏！"）成为焦点时，我看到父母站在孩子身边，手搭在孩子的肩膀上，他们都在欣赏孩子的成就，一致认为孩子弹奏了优美的音乐。

可以看出，一种表扬侧重于父母的骄傲，而另一种则侧重于孩子的成就。当表扬仅仅集中在父母所感到的骄傲上时，孩子作为接收者可能会有一点不安。强调父母的骄傲可能也表达了一些隐藏信息，比如"这次我为你感到骄傲"中的"这次"。这让我想起一些车尾贴上面写着的"我的孩子是优等生"。如果孩子下次考试没有取得好成绩会发生什么？到那时，你还会为孩子感到骄傲吗？

另外，当你表扬孩子的表现时，孩子不会感受到压力。他们完成了一次精彩的演奏，没有人能够从他们那里夺走这次精彩的表现。把重点放在孩子在哪些方面做得好上面，而不是让父母感到骄傲上面。表扬孩子的成就为他们获得更多的成就铺平了道路，但表达为孩子感到骄傲强调的是父母的认可。

当你专注于欣赏和享受你的孩子所完成的事情时，你和孩子就可以一起庆祝这次精彩的表现。这是一种强化的体验，能够帮助孩子看到，做得好会带来双方共同的欣赏。父母感到骄傲的表达会让孩子感到自己很特别，这是肯定的，但有时会让孩子有点不舒服——有点像是害怕自己从神坛上掉下来的感觉。

这种方法适用于员工、爱人以及任何你需要对其表现做出回应的人。回想一下你参加过的颁奖宴会。颁奖嘉宾会谈论获奖者所做的工作。他们不会说"我为你感到骄傲"，然后直接给他们颁奖。认可是指花时间列举事实，而不仅仅是表达我们的快乐感受。

为了避免让你认为我在这件事上过于极端，我要赶紧说，在很多时候，人们很难戒掉这个简单而直接的口头禅——"我为你感到骄傲！"——无论如何人们都会将这句话脱口而出。有时候这真的是我们唯一会说的话，因为它发自内心。我只是建议，我们应该迅速将注意力转到对方的成就上，而不是将其停留在我们自己的骄傲反应上。这样我们的表扬就更容易被对方接受了。

043
如何安抚外向者

> 试着不要把他们的话太当回事，
> 也不要把他们的反应太当真。

外向的孩子很难忍受无聊的时刻，这也影响了他们的情感生活。当一个外向的孩子变得心烦意乱时，任何问题都容易引发战争。当外向者感到痛苦时，他们会本能地向外界寻找安慰。对于躁动不安的外向者来说，内向的思考方式是一个陌生的概念，马上行动起来总是正确的，他们发现做一些事情——任何事情——都会让他们立刻感觉好一些。

当性格外向的孩子感到沮丧时，他们会做三件事：夸大情境以及自己的反应；怪罪他人；声称自己要做出一些激烈的威胁行为。知道如何应对这些外向型反应，能够帮助你解决问题而不是让事情变得更糟。

首先很重要的一点就是，不要把外向者在生气或受伤时说的每句夸张的话都当真。夸张是"心大"的外向者与生俱来的特质，在他们沮丧时，这种倾向会被放大。在情绪激动的时候，外向者会脱口而出一些让他们所爱的人印象深刻的话。他们真的是那样认为吗？也许不是，但他们在说的时候一定非常激动。

然而，过了这一阵儿，外向者就会把自己说过的话抛到九霄云外，并奇怪为什么其他人仍然如此沮丧。在外向者看来，这只是一种情绪的发泄。许多外向者真的感到很惊讶，自己对这件事情的情绪已经消散许久，可竟然还有人受着他们那些气冲冲的话的影响。

理解外向者的夸张反应的一种方法是，将他们这种反应视为他们在感到痛苦时寻求情感联结的尝试。情感伤害或是未解决的问题会让外向的孩子感到孤独和被人孤立，这是外向者可能陷入的最为痛苦的状态之一。当事情进展不顺利时，外向者的激动行为说明他们此刻感到非常孤独。在这些时候，他们迫切需要与他人建立联结。

沮丧的外向者也试图通过责备他人和做出一些激烈的威胁行为来让自己感觉好一些。外向者不会考虑进行自我反省和情绪反思这些事情，让他们感觉好一些的头几种方式都是想象自己采取行动，这样能够帮助他们重获力量。当外向者感到沮丧的时候，试图让他们不再怪罪他人、公正地思考问题，只会导致双方都感到沮丧。他们需要怪罪他人，直到自己能够冷静下来、以不同的眼光来看待问题。当他们心烦意乱的时候，和他们争论是毫无意义的，因为这时怪罪他人是他们释放自己所受的伤害的自然而外向的方式。之后，当事情平静下来、外向的孩子再次感到安全的时候，你便可以在讨论中加入其他观点了，这时外向的孩子就会听到你的声音。

深入参与的互动和敏感而有回应的倾听是你能给外向者提供

的最好安慰。试着不要把他们的话太当回事，也不要把他们的反应太当真。关注他们的感受和未被满足的需求，而不是那些威胁性的言语。要知道，当外向者说自己要做出某些不良行为以及怪罪他人时，他们实际上是在请求你的理解，想要你说一些同情自己的话。绕过那些咆哮和怪罪，发现他们内心所隐藏的恐惧，然后尽情放大你的共情反应，充分回应他们的情感痛苦吧。

深陷痛苦之中的外向者拼命想要向你敞开心扉。即使他们在说一些胡话，他们也只是在努力、生动地表达自己的情绪。要安抚他们，便要用你的心而不是你的大脑去倾听隐藏在他们内心深处的痛苦、恐惧或失望，并给出很多明确的信号，表明你在倾听他们。

一旦外向的孩子感到你对他们的感受做出了积极的回应，他们会很奇怪地感到满足和平静。你越是无条件地接纳他们的痛苦并做出回应，他们就越容易放松和平静下来，但只有在他们知道你已经抵达他们受伤的内心的最深处时，他们才能够这样，否则他们会继续感到孤独，渴望得到解脱。你越能让他们相信你接受并理解他们的困境，你就能越快地看到他们回归自己的乐观本性。

044
如何安抚内向者

> 内向者暗地里希望对方不要放弃
> 自己。

　　这个世界上有两种孩子：一种是寻求安抚型，另一种是逃避安抚型。外向者喜欢表现出来，他们公开地表达自己的痛苦，无论是在语言上还是在行动上。当他们心烦意乱时，他们的情绪会迅速转化为与他人的某种互动。一个外向的孩子的痛苦可能会以不当行为或愤怒的形式表现出来，因为当他们受伤时，他们会情不自禁地让其他人参与进来。内向的孩子则恰恰相反。

　　当内向的孩子感到不安时，他们会本能地隐藏自己的感受，避免与人互动。与外向者那种因痛苦而向外宣泄的冲动相反，内向者就像海葵，一有痛苦的迹象就把自己吸回内心世界。内向者具有这种退缩的本能，是因为他们要在痛苦的周围筑起一堵坚不可摧的墙，好让自己感受片刻的安全感。但与此同时，这堵墙也屏蔽了有人前来安慰的可能性。苦恼的内向者想要不惜一切代价不让自己更为脆弱，而这通常意味着远离他人的关注。

　　正如马蒂·兰妮在她的著作《内向者优势》（*The Introvert Advantage*）中所描述的那样，内向者有一种惊人的能力，能让自己看起来不受任何事情的困扰。内向者是深沉的情绪感受者和有着强烈反应的人，但他们防御性的情感退缩往往让他们看起来比实际的他们更平静、更镇定。许多内向者常常被误解为不受某些事的影响，因为他们有一个条件反射性的生存机制——在最为沮丧的时候保持一副扑克脸。

内向者的退缩和与人隔绝有着很好的理由——内向者会从独处中获得力量和能量。通过沉思和把事情想清楚，内向者将自己重新整合，重拾自信。如果你强迫一个内向的孩子在完成这个重要的内在重建之前与人互动、做出解释，他会感到压力很大、受到了侵犯，而不是得到了安抚。内向者需要把他人拒之门外，直到自己的内在重建基本完成，能够开始谈论这件事。

不幸的是，当明显痛苦的内向者拒绝他人的同情或者帮助时，那些好心人往往会感到被拒绝或是很困惑。这些本在提供安慰的人可能会把内向者沉默的退缩行为当成对自己有意见，从而沮丧地收回自己的关心。父母和孩子之间的善意被渐渐侵蚀，他们之间的距离越来越远，但他们内心深处非常需要对方。

要安慰一个内向的孩子，你要有耐心。你可以提醒自己，自己是在照顾一个已经生病的人。正在经历痛苦的内向者可能会发现，自己在痛苦中时很难与人互动，因为自己全部的注意力都放在了自己的内心过程上。但无论这种拒绝多么粗暴，我们要知道，内向者暗地里希望父母不要放弃自己。内向者发现，当自己受伤时，自己很难与人交流，但他们不想完全被孤立。

给内向的孩子充足的时间和空间，同时一直陪伴和关注他们，就像美国国家航空航天局（NASA）发射航天飞机一样，耐心地守在旁边。当他们抛弃你的时候，你不能一直跟着他们，但你永远可以在他们降落的地方迎接他们。当他们在空中时，你的视线永远不能离开他们。内向者的痛苦有着自己的规律，但你的耐心和关怀会给他们带来深深的安全感。内向的孩子需要知道你在留意他们，你没有因为他们冷酷的表情或是紧闭的嘴巴而放弃他们。即使他们退缩了，他们也会为有人注意到他们的问题而深感欣慰。

内向者会通过独处来恢复精力，但他们不喜欢感到孤独。之后他们可能会告诉你哪里出了问题，但这对他们来说并不是最治愈的部分。最好的部分是当你担心他们的时候，他们能够感受到在那堵防御之墙背后有深沉的爱意在涌动。要安慰内向的孩子，不要逼迫他，但也不要走开。你的关怀能够帮助他们重新面对这个世界。

045
不知感恩的孩子

过分心怀感恩，会让人将思绪停留在过去而不去展望未来。

孩子不是故意要不知感恩的，他们只是不了解父母在养育自己的过程中的付出。从他们的角度来看，他们生活中所有的美好似乎都是自然而然流向他们的，而不是成年人做出特别的努力才得来的。孩子可能会看到父母长时间工作、为经济来源而发愁，但他们并不能够以任何有意义的方式真正将这两件事情联系起来。

对父母感恩的第一颗种子，通常是一个人在二十多岁的时候播下的——大概在他有了第一份重要工作或者第一个孩子出生的时候。在这一时间节点，作为成年人的新鲜经历会给他带来一些挑战，但成年人的角色最终会让他产生一种充满活力的自豪感。二十多岁的孩子很开心可以不再受父母的干涉、自己做主。他们也很确定自己在事业发展、人际关系和养育子女等方面不需要父母的意见。他们相信自己能够创造自己想要的未来。

到了三十岁的时候，尽管这些孩子仍然有着初为成年人的自信，但他们开始意识到一些事情会重复发生。他们现在看到了长期目标的价值，当他们捍卫自己的独立性时，也愿意把父母的经验视为有用的信息来源，比如当他们遇到买房、贷款或者工作等重要问题时。这些三十多岁的年轻人会看重父母的知识和经验，但他们仍然想要自己自由地体验这个世界。

直到四十岁的时候，这些孩子才开始体会到，一个人的选择和自由是被经济状况所限制的，以及真正感受到岁月的痕迹是什么感觉。与此同时，他们也意识到，除了这些令人瞬间清醒的事实之外，他们所肩负的责任非但没有减少，反而增加了。他们可能会感受到被一份工作绑架是什么感觉，或者为了让孩子实现梦想而放弃自己的梦想是什么滋味。到了这个年龄，他们会开始思考类似这样的问题。这些成年的孩子有生以来第一次了解，一个成年人的生活是多么艰难。他们现在开始了解，父母为自己付出了多少，以及父母有多爱他们。他们对父母的感恩之情开始落地生根，现在的生活经验让他们体会到父母究竟承担了多少责任。

实际上，只有到了五十岁，当衰老和精力下降使人们常常沉思之时，这些已年过半百的孩子才真正开始领会到生活的真谛。他们会真正体会到，在自己早已不想工作时还要继续工作的感受。他们现在意识到，他们对生活中众多重大问题的掌控力是多么有限，即使不喜欢，也必须坚持下去。到了这个年纪，他们终于确定无疑地对父母早年给予他们的一切心存感激。现在他们已然了解了父母付出了多少。

到六七十岁的时候，这些当时不知感恩的孩子已经能和父母心灵相通，他们对于人类不可避免的衰亡已经有了共同的理解。

早年生活中的小小自恋大部分已经被整理干净，年迈的父母和这些上了年纪的孩子越来越像是在经历同一场战争的战友，他们之间的共同点比他们在早年生活中所能想象的多得多。未来与过去相遇。

这里的寓意是，如果你用爱意和（大多数情况下的）公平来浇灌你的孩子，如果你的心意恰如其分，那么仅仅需要四十年左右的时间，他们就会高兴地奉上你所应得的东西。那时他们才会真正为你曾经所做的一切感恩，并感到自豪。但在此之前，他们只是在专注于创造自己的生活。

不要气馁。他们需要这头四十年必要的自负，来做他们想做的一切而不感到后悔。过分心怀感恩，会让人将思绪停留在过去而不去展望未来。他们的感恩之情是在一个漫长而缓慢的过程中萌发的，当它最终绽放时，会变得更加美丽。这样他们就会知道，你有多爱他们、你付出了多少。就算你花上一百万年也很难用语言来说服他们，只有当他们爱过、付出过，他们才会真正感恩，第一次感受到自己所得到的一切。

046
迎接 Z 世代

> 孩子如果对大人的权威不以为
> 意，你该怎么办？

现在我们遇到了新的一类孩子。这些机灵的孩子更喜欢自我表达，而不愿取悦大人，这与你情感不成熟的父母对你的规训截然相反。这些孩子遇事自己做决定，他们对自己的快乐没有负罪感，也并不热衷于一些传统的成就。难怪他们的父母会去抢购育儿类图书了。这些新一代的孩子正让传统的育儿方式受到考验，准备好迎接 Z 世代[⊖]吧！

对于以成就为导向的父母来说，软硬兼施的管教方法（行为主义所能提供的最好方法）对这些孩子几乎没有什么作用，反而使他们更频繁地做出当初引发问题的行为。当父母试图通过向 Z 世代灌输什么是好的、可取的来激励他们时，这些孩子可能会以异样的眼光看他们，好像在说："这件事由我来做主。"对于这样一个孩子，你该怎么办？他们对大人的权威不以为意，会接受惩罚而不将羞耻感内化，即使大人尽了最大的努力，他们也不放弃

⊖ Z 世代，指出生于 1997 年至 2015 年之间的一代人。——译者注

自己的观点。另外，这些孩子会很高兴地接受奖励，不会因觉得亏欠了他人而感到烦恼。他们是纪律严明者的噩梦。

与父母最担心的事情相反，这些精力充沛、固执己见的孩子并非反社会的、孤僻的，或是生来便有反骨。他们只是在做自己，他们知道自己喜欢什么、自己尊重谁（或不尊重谁），他们的主要驱动力是满足内在自我激励的需求，越快越好。这些 Z 世代孩子深深沉浸于自己的激情所在，他们似乎认为，如果一件事不能帮助他们进行自我实现，这件事就不值得去做。他们在自己特别感兴趣的领域总是发展很快，但如果一项任务对他们来说没有意义，他们似乎就缺乏动力，甚至完全无法行动起来。

恐惧并不是 Z 世代的主要动力来源，他们很难因为恐惧而从众。Z 世代不再依靠成年人来告诉他们什么是重要的，而是着眼于自己的内心。（这件事情令人激动吗？我对它感兴趣吗？它有趣吗？）这些孩子是怎么回事？为什么他们会思考要做的事情是否有趣，而我们成年人却毫不犹豫地接受"人必须一步步往上爬"这一想法？答案就在亚伯拉罕·马斯洛经典的人类动机金字塔理论——需求层次理论中。

根据马斯洛的理论，人类的需求是一个建立在另一个的基础之上的，就像金字塔一样，从基本的生存需求上升到归属感和爱的需求，最后上升到金字塔的顶端——自我实现的需求。马斯洛将所有与低于自我实现的需求相关的动机称为缺失性动机（deficiency motivations），意思是被这些需求支配的人将生活视为争得生存机会、归属感和社会地位的过程。任何依从缺失性动机生活的人都会成为行为主义技巧的拥趸，他们喜欢表扬和惩罚，因为他们会从外部寻找安全感和奖励。

Z世代不这样。在他们所处的社会时代，他们辛勤工作的父母在其出生前就已经努力满足了他们较低层次的、缺失性的需求。Z世代的生活从马斯洛需求金字塔的顶端开始，这就解释了为什么认可和荣誉不能有效地激励Z世代。深爱着他们的父母为他们提供了一个安全的家，并且无论如何都以积极的态度看待他们，满足了他们对尊重的需求。Z世代不会为了获得归属感而热衷于取悦他人，因为他们的父母已经完成了这部分工作，他们总能从父母那里获得安全感。

从他们第一次呼吸开始，他们就为下一步——自我实现——做好了准备，这是他们以成就为导向、有着缺失性动机的父母没能做到的（或是做到了，但满心内疚）。你无法让Z世代对无法谋生感到恐惧，从而学习技能，也不能让他们因内疚而把别人放在第一位。Z世代不会感到恐惧，也不会感到内疚，他们就是不会那样看待生活。仔细想想，他们的现实感是无可挑剔的。父母已经使他们的缺失性动机得到了实现。从他们的角度来看，当他们的父母已经如此清楚地表明他们是安全的、被爱的、特别的、美好的时，他们为什么还需要达成那些传统的成就呢？除了进入下一个阶段——自我实现和内在导向，没有什么更有意义的东西可供追寻。

然而，父母们确实会担心，如果这些Z世代孩子突然不得不自己谋生，会发生什么事情。如果这个世界发生了灾难，人们必须考虑生存问题，他们能够活下来吗？

他们当然能够生存下来，因为如果遇到这种情况，Z 世代就会对自身真实的需求做出回应，他们会感受到自身驱动的紧迫感，从内部感受到这种需求。当生存和安全的需求受到威胁时，自我实现需求会自动退居二线，直到他们重新回到安全状态。父母们可以从这件事中得到安慰——马斯洛的金字塔定律也可以反向运作。根据需要，金字塔可以倒置。

Z 世代孩子已经超越了父母所理解的生活的奖惩系统。这并不是说他们自私或者自以为是。父母已经为他们做好了许多准备，他们只是在做自己需要做的事情。从他们的角度来看，为什么要激励自己去完成已经完成的事情？我们真的不能指望他们会对设法解开我们已经为他们解开的谜题而感到兴奋。

那么父母该怎么做呢？首先，父母应该庆幸自己帮助孩子登上了需求金字塔的顶端。这是一个巨大的代际成就，任何父母都有理由为之自豪。其次，由于我们成年人很少有人花许多时间追求自我实现，我们需要承认，实际上我们不知道如何在这一需求层次上生活。也许 Z 世代能够告诉我们太空是什么样子的。如果我们多多关注，谁知道我们会从教育和育儿中了解到什么呢。生活中真正重要的东西又是什么呢？就在我们检查他们的作业、让他们倒垃圾的时候，让我们仔细观察 Z 世代，看看从需求金字塔顶端开始的生活是什么样子的。

047
接受孩子的不成熟

> 你只是想让你的孩子成功，这样
> 你才能够放松下来。

最近这些日子，我看到很多压力过大的父母越来越早地担心孩子的未来。这些父母对中学低年级孩子的学业催得很紧，动不动就去听有关孩子学业成绩和工作机遇的讲座。到了孩子读高中的时候，这些父母就开始为选课、申请大学先修课程，以及是否要用为孩子积攒的大学学费来支付美国高考预科课程而感到苦恼。

在过去，父母对孩子的学业参与较少，几乎是放养，而现在与过去大不相同。那时候，青少年在青春之茧中有机会随心所欲地扭动身体，和朋友一起嬉戏、玩耍、闲逛，他们总是在做一些消磨时间的事情。其实那并非浪费时间，至少从身心发展的角度来说不是。孩子在青少年时期最主要的心理任务是，搞明白离开父母之后的自己是谁，以及作为一个刚刚成年的人，自己会喜欢什么样的生活。但放心不下孩子的父母很难抗拒诱惑，他们总是想要进入孩子成长的茧中，加快孩子的生长，或者至少调整一下孩子的肢体，以帮助孩子达到发育的最佳水平。

你是否生活在担忧之中，担心自己的孩子会被甩在后面，无法抓住那有限的成功机会（无论是在升学上还是工作上）？你是否生动地想象过，你的宝贝女儿仅仅因为没有认真对待自己的化学课程，就将自己的前途耗费在一所不知名的大学里？当你为自己那愤怒、懒惰、以自我为中心的 14 岁儿子正常的青少年行为担心得要命的时候，你会想象他未来也会对他的老板做出那样的行为吗？如果你的行为符合以上这些情况，那么你也是日益增多的战略型父母（strategic parent）中的一员。

在过去，父母生活在一个"在一家优秀的公司干一辈子"的世界里。人们普遍觉得，只要负担得起，上大学是很容易的。但今天我们看到，全球经济竞争激烈，人们的最低工资水平无法负担得起一套起步的小公寓，工作保障实际上消失了。自助类图书和育儿类图书告诉你，你可以把自己的孩子塑造成任何你想要的样子，这让你的育儿过程更充满焦虑。你可能会从字里行间体会到，确保你的孩子不失败，这件事是由你负责的。你只是想让你的孩子成功，这样你才能够放松下来。

如今，战略型父母认为，孩子在青春期放纵一下的风险太高了：他们没时间做这种事，时间一分一秒地过去了，他们不能输在起跑线上。现在青少年的许多正常行为已被视为对其未来成功的威胁。

然而，"典型的青少年行为"从字面上来看便反映了青少年仍然不成熟、不善于自我控制和规划未来。对于一个成年人来说，这种特征会带来麻烦，但对于一个 15 岁的孩子来说，这是完全正常的。青春期行为很少能真正预测未来的成功或失败。战略型父母忽视了一个重要的事实：自己的孩子还没有长大。而这些战略型父母想要尽早看到孩子已经长大成人的迹象——任何迹象，这其实是在要求孩子循规蹈矩、追求主流成就，同时对孩子所做出的"正常的青少年行为"感到不耐烦。

但是这些轻率的青春期行为是许多孩子发现自我的方式。战略型父母想要接管孩子这一探险的过程，他们会说："你不必经历这个、不用尝试那个。你来问我就好了，我会告诉你这样做的结果。"作为战略型父母，我们知道犯错是要付出代价的，因此我们想要帮助自己的孩子避免犯错。换句话说，我们不想要孩子冒险试错，尤其是在有这么多利害关系的情况下。然而，父母所有这些计划和打算都不会削弱青少年四处乱跑、跌跌撞撞的冲动（也被称为"经验学习"）。

我有这样一个想法——也许我们应该给孩子一些时间，对他们走向成熟的过程怀有信心。也许我们可以试着不要让他们觉得自己是还没长大的失败者。另外，再多的说教也不能加快大脑的发育。孩子的成长是一个混乱而反复的过程。有时候，唯一明智的策略就是坐下来，等待他们在各方面逐渐成熟起来。

048
爱因斯坦不踢足球

> 这个孩子知道，无论自己将来要成为什么样的人，都不会来回追着一个球跑。

你可曾见过爱因斯坦有这种照片：在踢进制胜球后，脸颊泛红、容光焕发，把足球抱在胸前？爱因斯坦应该不会有这种照片，这可与我们所想象的智慧形象不符，不是吗？我们更熟悉的是他在书房里的形象，一头乱发，才华横溢，知识分子的气质扑面而来。他在做他最擅长的事情：思考。

爱因斯坦是一个内向者，他从思想的内部世界汲取能量和快乐。内向与一个人是否害羞或者是不是"壁花"[⊖]无关；内向是指一种倾向，内向者在需要补充能量时选择看向自己的内部世界。外向者则径直走向外部世界，通过大量人际交往、参加活动来充电，而同样水平的活动可能会让内向者精疲力竭。

内向者需要独处的时间，在这段时间里，他们会处理和思考当天自己脑中接收的无数信息。通常，内向者确实无法马上了解自己对某个情境看法如何。他们必须后退一步，弄清楚这一切对

⊖ 在舞会中无人邀请跳舞而干坐一旁的人。——译者注

他们来说是什么意思，然后他们才能恢复活力，积极表达自己的见解。然而，外向者思考的过程会非常明显，他们会立即得出结论，如果情况需要，他们还会在之后进行纠正。

不用说，外向者在群体中能够表现得非常好，委员会讨论就是专为外向者设计的，他们的思考方式和互动方式非常适合参加这种活动。类似地，足球比赛、社区活动、俱乐部和家长会也是如此。据统计，在美国文化中，外向者的数量是内向者的两倍。因此，心理健康、成功、幸福和良好关系的定义严重偏向于外向型。

最近，一些关于幸福和健康的预测因素的图书和研究陆续出现。总的来说，这些因素是外向者梦寐以求的：大量的社会交往、社区融入、活动参与。这是否意味着，那些害怕人群、电话和志愿工作的内向者注定适应不良，或是感到不适？也许——只是也许，这些研究多少反映了一些研究者的偏见。内向者需要安静地独处，以便给自己充电，并在社会交往较少的环境中做出贡献，而社会对于内向者的这些需求似乎有着比较明显的偏见。也许内向者对什么是有意义的活动的看法与外向者有所不同，一些人觉得在足球场上跑来跑去很有意义，内向者可能并不这样认为。

我有一位女性朋友，她有一个非常聪明的女儿。为了培养女儿，这位女性朋友为女儿报名参加了足球比赛。我猜她应该想要女儿学习一些与团队合作、保持身体健康、实现集体目标有关的东西。但和爱因斯坦一样，这个女孩还有别的事情要做。她会在休息时坐在树下，在和外向者一起踢球之前，她会利用这仅有的一点时间看看书。像爱因斯坦一样，这个聪明的孩子知道，无论自己将来要成为什么样的人，自己都不会来回追着一个球跑。我想她也知道自己的天赋和兴趣可能不在于实现集体目标，甚至不在于团队合作。

我们常常担心孩子将来无法更好地适应社会，于是我们总是让孩子参加各种外向型活动，比如团队性的运动。如果他们喜欢运动，那最好不过。但如果没有，他们也是好孩子。内向型活动当然也有价值，比如阅读、创作，或者与要好的朋友共度时光。在我看来，足球教会人们如何在足球场上活动；而在会议室中或者其他权力体系中，人们需要完全不同的人际交往技巧。

因此，如果你或者你的爱人不喜欢需要大量跑步、喊叫、碰撞的集体活动，不要担心。你有其他方式来消耗精力。你知道这件事吗——对处于平均思考强度的人来说，大脑活动会消耗人体20%的葡萄糖储备。想象一下，这对于处于平均水平之上的思考者来说意味着什么。难怪爱因斯坦不踢足球。

内向者把精力花在他们的头脑中。他们通常没有太多时间参与社会活动，如果他们不得不与他人长时间互动，他们便需要大量的独处时间来补充能量。想象一下，如果他们强迫自己参加所有那些研究表明对他们"有好处"的社交活动，他们会感到多么疲惫！

如果你或者你的孩子是一个内向者，找到最适合你的精神寄托。我承认，我真的不知道爱因斯坦是否踢过足球，但我知道他有着许多自己的贡献。内向也很重要，找到你自己的贡献吧。让外向者拥有足球场，你可以用自己的方式来收获快乐和健康。

049
孩子的演化

> 在父母心目中，看起来"正常"
> 是孩子演化进程的终点。

　　当我听到父母对自己的孩子沉迷于电子游戏和社交媒体而感到绝望时，我喜欢想象穴居时代的一位母亲对她没长毛的孩子的担忧，她担心孩子未来无法取暖；一位原始人类父亲看到儿子那刚能抓握东西的手，担心儿子是否能用这双手在树枝间穿梭；我想知道，当一位尼安德特母亲看到她有着克罗马努人血统的女儿因为高高的额头，而显得与其他婴儿明显不同时，她是否会感到惊慌。

　　很抱歉我的人类学观点可能漏洞百出，但当继续演化的迹象在孩子身上显现时，父母普遍的反应是想让时光倒流。只有当孩子看起来正常时，父母才会有安全感。在父母心目中，"正常"便成了孩子演化进程的终点。

　　父母知道时代变了，社会活动也不同了，但他们仍然希望自己的孩子成为祖父母也认可的那种孩子。问题是，在过去的两个时代，技术的发展改变了太多事情，以至于孩子所生活的实际物理环境发生了巨大的变化。各式各样的广告铺天盖地、无孔不入，拼命告诉我们要产生更多的需求、要走得更快些。没有人告诉人们要坐下来，要集中注意力，要服从权威。这些已经无法让人心悦诚服了。

我没有看到任何时光倒流的迹象，比如孩子拿上一本好书乖乖坐下来，愉快地做着单调重复的家庭作业。他们也没有倒退到喜欢用座机和朋友聊天，或者不去看电视和玩电子游戏，而到院子里玩。那些希望孩子喜欢做纸质作业的父母肯定会大为失望。

这是为什么呢？为什么电子媒体在抨击我们心爱的纸质社会？因为人类的大脑一直都热爱高速，讨厌等待。当技术速率很慢、人们相距遥远的时候，人们不得不等待、调整自己的节奏、制订计划，等等。必要的缓慢和谨慎逐渐被视为一种古老的美德。

但人类演化的步伐倾向于高效。人类大脑总是会对能够拓宽视野的事物做出反应，并让它快速前进。没有什么能阻挡这件事。我们一旦走得快了，就不再满足于慢慢踱步。触摸屏每次都打败了纸张。

当我们的孩子拒绝接受循序渐进的学习方式时，如果我们感到担心，那就意味着我们已在不知不觉中进入了美丽新世界。这并不意味着我们是糟糕的父母。教育的发展根本没有赶上现在我们孩子所拥有的、令人赞叹的闪电般快速的系统。

让我们面对现实吧。未来世界的种种迹象表明，长期进行单调而重复的工作的能力正在失去其市场价值。不管这是不是一件坏事——演化会让我们知道这一点——它都一直在发生着。保持耐心和制订计划对取得成功总有一定作用，但可能它们现在起的作用更微弱了。保留着这种做事习惯的人很可能会想要研习工程和数学领域，这对人类世界的进一步发展是绝对必要的，但这样的人可能不会很多。

突然成为卓越的生存技能的一项能力可能会是心理上迅速转变的能力，以及与他人迅速达成让双方都满意的交易的能力。当今世界人才和公司众多，那些不懂谈判、难以发现机会的僵化的人将会像恐龙一样，在演化的道路上败下阵来。在一个拥有许多能够提供稳定性和安全保障的公司的世界里，训练我们的孩子总是顺从可能是适合的。而现在当我们把孩子送到外面世界的时候，这种方式已经过时了。

如果我们觉得自己经常和孩子讨价还价，也许这正是因为演化在推动我们向前走。在未来，我们的孩子可能更需要以上那些技能，而不是绝对服从。当我们看到孩子沉浸于电子游戏，对一个又一个的突然袭击迅速做出反应时，我们可以认为他们在为一个快速变化的全球世界做准备。

换句话说，所谓的注意障碍（attention deficit disorder，ADD）可能就是我们发展的方向。知道如何享受和追求快速而浅层的社交联系（比如在 Facebook 和 Twitter 上的社交），可能是在这个全球环境中获得成功的最好方式。在过去，我们发现商人和探险家是最适合生存的，因为他们一直在为社会演化开疆辟土，为我们所有人都带来了极大的好处。

这是否会继续成为我们演化的方向，这件事还有待观察，但

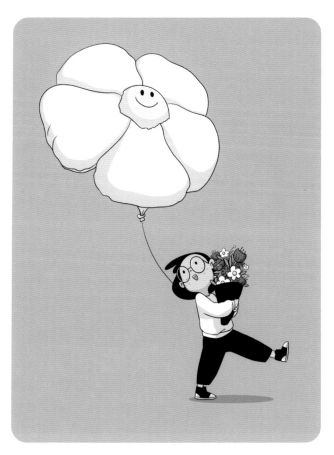

Self-Care for Adult Children of
Emotionally Immature Parents

原来我可以爱自己
童年受伤者的自我关怀指南

除非出现某种技术灾难，否则世界变化的脚步真的不会放缓，孩子也不会变得更为温顺、尊重权威。在史前时代，不断演化的大脑渴望新奇和高速，这使人类这一物种不断保持生存竞争力。这非常有效，以至于人类最终能够创造自己的环境，而不仅仅是适应现有的环境。

年轻人的大脑所喜欢的生活方式是快速的、刺激的、世界性的。我们的孩子已经嗅到这个世界的变化，并像所有的新一代一样做出了反应：在新的环境中茁壮成长。他们适应环境的速度可能比我们快得多。但父母不正希望自己的孩子这样吗？就演化而言，孩子的主要工作不是取悦祖父母，而是为未来做好准备。

050
父母的毕业仪式

> 你可能以为自己是在担心孩子，
> 但也许实际上你是在担心自己。

你可能认为让孩子顺利高中毕业都是为了孩子好，但他们并不是在这个春天唯一离巢的小鸟。父母们——尤其是如果他们的孩子要离家去上大学，或者找到了一份新工作——也在毕业，不管他们是否做好了准备。毕业对任何年龄的人来说都是一个人生阶段的结束，办好毕业仪式是一门艺术。

养育孩子需要父母投入大量时间、金钱和精力，但他们给了你最重要的人生使命。一项研究发现，没有孩子的夫妇生活满意度更高，而有孩子的夫妇感觉生活更有意义。他们在为孩子的未来做贡献的过程中找到了意义，而非满足于随心所欲的短暂乐趣。

有了孩子，父母的生活便被大大简化了，他们开始根据事情会对孩子产生怎样的影响来做出决定。孩子最擅长的事情之一便是削减你的选择。对自由的限制给了你一种奇怪的安全感，这就像拥有了一张画有明确路线的地图，而不用去面对一片广阔的未开发区域。有一些事情是孩子绝对需要的，而这些事情往往会取代那些你自己喜欢做的事情。一段时间之后，你便会开始习惯跟随孩子的需求地图来行事。

之后他们长大成人，带着你的地图离开了。

这有点儿像是，你从一份本以为要做一辈子的工作中离职了。会有什么感觉取决于你对育儿角色的认同程度。你可能会感到解脱，就像那个我曾经见过的开着敞篷车的人，他的车牌上写着"车上不再有小孩了"。你也可能会感觉"你好，自由！再见，意义感"。

随着孩子逐渐成熟，他们会越来越不需要你。你只需要在他们生命开始的时候负责，而不必对他们未来的生活负责。当孩子的青春期即将结束时，你在心理上开始从父母变成旁观者。你不再是他们的安全港湾，而已经升级成为观察员。孩子可能仍然需要你经济上的帮助，或者也会偶尔来向你寻求建议，但在某种程度上，父母必须袖手旁观，任其发展。

关键的问题是，你信任他们吗？你是否相信他们内心深处有一股促使自己成熟的力量，即使现在还看不太出来？你是否相信他们最终会从错误中吸取教训，并了解在生活中要承担一些后果？你相信他们会找到自己的最佳状态吗？你思考过这些问题吗？

许多人在回答这些问题时会说"是的，但是……"。我们希望我们的孩子未来能够生存下来，但到目前为止他们的行为可能无法让我们对他们有信心。养育孩子直到父母毕业，这就像是参与了香肠的制作，而当香肠出现在你的早餐中时，你却被要求不去想它是怎么做出来的。孩子这么多年做出的幼稚行为加在一起，无法勾勒出一个有能力的成年人的模样。

然而，对于即将毕业的父母来说，这是第一份工作。无论如何，你必须在你的孩子创作自己的成年故事时不去怀疑他们。当你不再对孩子负有法律责任时，你会开始担心他们是否可以在法律上对自己负责。他们的卧室有了任何变乱的征兆，你便可能担心卧室将来会乱作一团。无论如何，你必须信任孩子的生活能力——你要相信，如果你允许一切发生，他们是会做到按时起床的。你必须相信，他们作为成年人想要的东西会激励他们走向成熟。你可能不相信，但你必须做出尝试。想象你的孩子最终会走向成熟，这会让他们对自己有信心。在他们表现出任何值得信任的迹象之前，你可以选择相信他们。

现在让我们再深入一点。你可能以为自己是在担心孩子，但也许实际上你是在担心自己。

当你不再有考虑孩子的安全和幸福这一任务时，也许你会害怕自己无事可做。没有这些烦恼，你会是谁？你自己和你的生活的哪些未被探索的部分会浮上水面？你是否担心未来自己陷入不想面对的空虚之中，并对此感到紧张？

正如威廉·布里奇斯在他的优秀作品《过渡》（*Transitions*）中所说，面对空虚是人生转变的重要部分。旧的道路走到尽头，我们再也回不去了。（顺便说一句，这是对于"毕业"的一个很好的定义。）我们会有一段极不舒服的时期，不知道接下来会发生什么。我们可能会发现，我们渴望以前那样的安全状态。然而，为了你的孩子，你必须面对自己的空虚，相信就像你的孩子会自己长大成人一样，你也会找到你脱离育儿时期的方式。除非你接受自己从父母的身份毕业，成为旁观者，否则当你的孩子真正长大成人时，你还是会把他们看作孩子。

找到一种新的方式继续前行，并庆祝自己人生阶段的转变，这是你能给孩子的最好的毕业礼物之一。他们不需要新车，他们更需要你在没有他们相伴时愿意继续前行。作为一名年轻人，知道你的父母自信地把属于你的生活责任转交给你，这会是一种绝妙的自由体验。这并不是说父母再也不为孩子提供帮助，也不是说你奇迹般地不再担心他们。这只是意味着他们的生活不再是你的生活，而且在更深层的意义上，你接受了这一点。就像健身房的观察员一样，你可能仍然需要介入并预防灾难性事件的发生，但之后你会后退一步，尽最大努力恢复旁观者模式。

你应该传达给他们的信息是"你会成功的，你只需要继续努力"。这也是你需要向自己传达的信息，孩子长大成人后，你的生活似乎开始变得单调，你不知道自己下一步该做什么。这是父母毕业之后的正常感受。你和你的孩子一样，需要时间来弄清楚这件事。

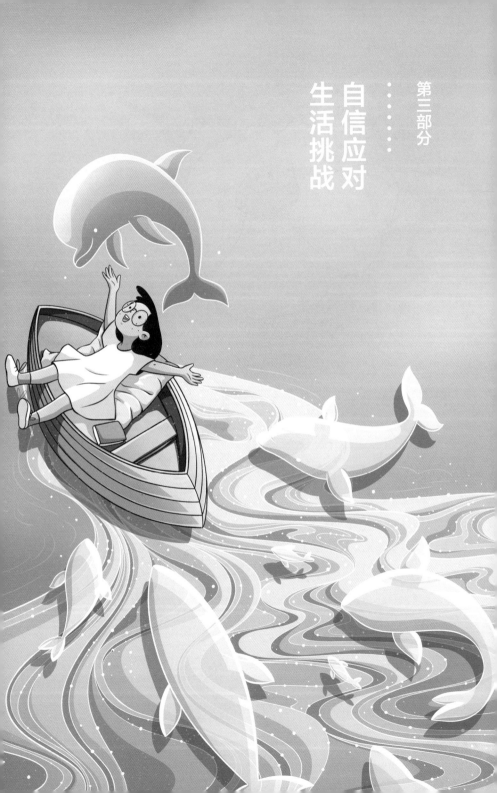

第三部分

自信应对
生活挑战

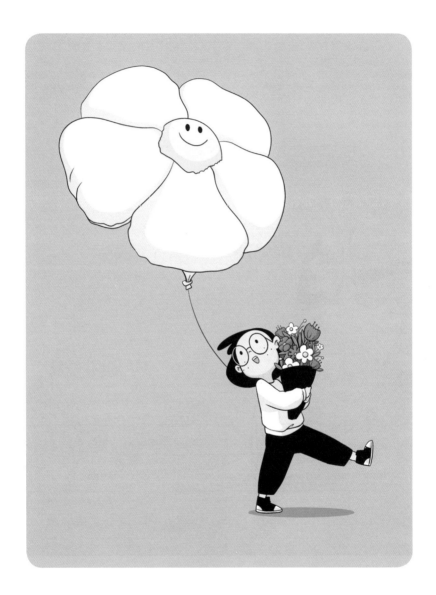

Self-Care for Adult Children of
Emotionally Immature Parents

原来我可以爱自己
童年受伤者的自我关怀指南

你会欢迎那些自己所选择的挑战，而那些让你措手不及的事情会让你更为坚强。很多时候，克服逆境的关键可以归结为方法上的一个微小调整、态度上的一个轻微转变。然后你会发现，你的幸福，就像你的成功一样，往往掌握在你自己手中。

迎接生活的本来面貌

051
自然生长的世界

珍视那些你因为再没地图可看而
不得不成为一位探险家的时光。

当生活按照计划进行时，我们能够逐渐形成一种生活惯例，我们理解游戏规则，非常明确如何使自己保持舒适。当我们知道要做什么，知道接下来会发生什么的时候，自信心便随之而来了。而当我们感到自信的时候，我们会一阵一阵地感觉良好，毕竟如果好事不断发生，那么我们一定是在做正确的事情。

我的心情会与那些来到我的治疗室的来访者一同起起落落，他们的信心受到了沉重的打击，一些意外事件的发生让他们对生活感到震惊，从而感到自己很糟糕。他们那震惊的表情似乎在说，"我以为我把所有事情都处理得井井有条"。他们看起来非常惊讶，好像在说："这种事情怎么可能发生在我身上？"通常，他们会在用尽努力来理解这些意外的生活转折之后才来寻求帮助。他们寻找原因和结果，仿佛只要找到自己的过错或责任，就能让自己重回正轨。他们对自己无法预见的生活走向感到困惑。

在繁荣的国度，人们很容易相信，自己大部分时间都可以生活在一个可控的、可预测的世界中。如果我们努力工作，我们就会成功。如果我们是好父母，我们的孩子会成长得很好。如果我们遵守规则，生活便会像我们驯养的宠物一样，乖巧地趴在我们的脚边。当我们的期望没有被满足时，我们很容易责怪自己，这件事似乎如此简单直接。但当我们这样做的时候，我们忘记了一个简单的事实：我们仍然生活在一个自然生长的世界之中。

仅仅是你生活在有屋檐的房子之中，并不意味着生活已经被驯服了。在过去，自然生长之地的代名词是黑漆漆的森林和长着牙齿的怪物。现在，你可能不再需要担心这些危险，但这并不意味着你已经成为万物的主宰。

早期的探险家和定居者都明白这一点，他们在灾难和误判中前进，在进入每一个新领域时进行试验和学习。他们通常不知道会发生什么，但他们知道，不可预测性将是挑战的一部分。他们可能不会花时间自我批评，因为他们对自己能在如此艰难的环境中生存下来充满欣慰之情。

在你的生活中，珍视那些你因为再没地图可看而不得不成为一位探险家的时光。在那些日子里，你会感受到，生活仍然是一件疯狂的事情，不为你的计划和习惯所左右。意外之事一直在发生，这件事亘古不变。对于其中一些事你可以做好准备，但对于另一些事情，生活没有留给你准备的时间。

问题的关键在于，生活在这样一个自然生长的世界之中，有些事情必然会发生，而你不能总是责怪自己。如果有事让你猜不透或者措手不及时，这也并不代表你不够好，并非所有发生在你身上的事情都能被预见、预防，生活太过复杂，许多事情自然而然就发生了，没有给你留出反应的时间。

当生活超出你的控制范围时，想到每一位定居者和探险家都和你一样对此感到害怕，会对你很有帮助。你可能会发现自己身处没有地图和指南针的境地，只能依靠本能来指引自己。在这些时候，你可以召唤自己作为荒野幸存者的原始自我，接受那些不可预测、意外发生的事情，同时继续前进，寻找更好的生活。有时候你会犯错误，或者没有预见事情的到来，但这是因为你是这个世界的一部分，而不是这个世界的主人。

最厉害的幸存者和定居者都知道，他们可以为某些事情做计划，但并不能安排所有事情。这提醒我们，这个世界疯狂到足以让一个人退回到他最不希望回到的时期。了解到生命的自然生长和风险影响着每个人，能够减轻我们的压力。

韧性和信心并非来自安排好生活以避免意外的发生。这些能力是从接受你自己和他人作为未知领域的探险者同伴而发展起来的。采用幸存者的视角，你便能够欣赏并尊重那些自然生长、不可预测的状态，它们会时不时闯入你的生活。你要给这个自然生长的世界留出空间，当它展现在你面前时，不要觉得它是在针对你。要知道，这个世界很疯狂，你的祖先也很疯狂，了解到自己仍有生存技能，这一点很好。

当生活需要你做出回应时，它不会问你怎样最舒服。

温斯顿·丘吉尔曾经说过："有时候仅仅做到最好是不够的，你必须按照要求去做。"他是一个懂得如何在逆境之中生存的人。当你为生存或者其他高风险事情而战斗时，你认为自己能做什么或者能做得多好并不重要。重要的是该怎么做。

我们所有人都有自己的想法：关于我们能够有着怎样的成就，关于我们可以承受多少。我们大多数人都觉得自己能做的努力是有限的，我们的假设是，如果自己努力做到最好，就已经做了自己所能做的一切。

也许更真实的说法是，我们已经做了所有我们认为自己能做的事情、愿意做的事情，或者按理来说可以做的事情。但我们可能还没有发挥自己所有的潜能。

在最为困难的生活情况下，你不会再固执己见，只做那些自己觉得能够做到的事情。在你意识到之前，你就已经在头脑中做出了决定，事情发生得如此之快，你不再有时间去争论什么是合理的努力，什么是生存所必需的。你马上就开始行动了。你已经从真诚努力的文雅之地迅速坠落到满足生存必需的荒漠之中。

人类在地球上生存了很长一段时间，当我们自己或者我们爱的人面临严重威胁时，人类会开启与生俱来的高速生存齿轮。我们大多数人甚至不知道自己拥有这一装备，还以为自己只是一辆四缸小车，最多只能开到商店。但人类历史的发展否认了这一点，历史告诉我们，人类是最厉害的大型四驱车。当生活变得艰难时，人类就会切换档位，用一切所需的力量来获得牵引力。

你可能认为自己没有特殊的智力或是体力，这只是因为人类在日常生活中不需要这些。但当事情变得足够糟糕，或者你所爱的人处于危险之中时，你会突然与丘吉尔拥有很多共同点。你振作起来，不再担心自己是否就算尽了最大努力也还是不够好，而是行动起来，做自己需要做的事情。

但我们并不总是心甘情愿这样做。有时候，你可能会对需要付出自己最大努力的这件事非常抗拒。也许你不愿意放弃那些让你舒适的旧有身份，这些身份让你无法感受到自己在压力之下会迸发出怎样的力量。也许你想让权威人士来领导自己，希望他们能够挽救局面。但当你意识到自己是应对危机的最佳人选时，你会感到非常震惊。

没有人真的喜欢应对那些我们认为超出自己能力的事情。我们本能地抵制所有让我们感受到不公平的负担，也不愿意在问题解决中负主要责任。大多数人在自己的领域有效地发挥作用之前，都必须跨越这一怨恨的山峰。然而，一旦你从这种怨恨之中平静下来，你所要面对的就很简单了——做接下来要做的事情。

有时候，你所付出的极大努力可能包括一些戏剧性的事情，比如把汽车从一个人身上举起来。但是通常生活需要你其他方面的能力，比如抱有耐心，或是保持沉默。这些挫折和剥夺行为同样非常考验人的忍耐力，往往会超出你以为自己可以忍受的程度。但对于那些最终成功应对这些情况的人来说，他们会得到巨大的心理成长和自尊的增强。

当你发现自己正在面对意想不到的挑战时，你会感到怨恨和焦虑，因为你被迫承担了一个你从未想要的角色。然而，当你明白自己是那个拥有一切的人，自己是那个拥有最为明智的想法和最为持久的情绪耐力来迎接挑战的人时，这便是一件令人振奋的事情。一旦你这样做了，你便会拥有许多力量。你会发现自己之前的身份是多么缺乏挑战性。

你可能喜欢在"尽自己所能就足够"的水平上发挥作用，但有时你会被引入生活需要你尝试的领域。当生活需要你做出回应时，它不会问你怎样最舒服。生活只会要求你根据当下处境做出最大的努力，仅此而已。温斯顿爵士会告诉你，人类生来就是要如此生活的。只要情况需要，你无穷的力量便会被唤醒。

053
培养骡子思维

如果骡子的工作量超过了它的能力范围，它就不会继续工作。

我的父亲是一个商人，但他也在家庭农场饲养肉牛。他的智慧来自乡村生活，他喜欢把这些智慧传授给他的孩子。他曾经给我讲过马和骡子的区别。我父亲说，在过去，聪明的农民是不会买一匹马来耕地的。如果可以的话，他会买一头好骡子。

相对于马，骡子的好处是，骡子累了会停下来，而马会一直工作，直到累死。聪明的农民知道，如果一头固执的骡子拒绝继续工作，可能会给他带来一时的不便，但它不会工作到累死——这让他的资产自动得到了保护。

骡子不是一种漂亮的动物。它和马体形相似，但并不优雅，蠢蠢的也并不可爱。但骡子所拥有的是对其身体极限的毫不妥协的尊重。它拥有强大的力量和韧性，但它从不愿超负荷工作。它不在乎你有多生气，也不在乎你对它的性格有什么看法。如果骡子觉得某件事情超过了自己的能力，它就不会去做这件事。

然而，马是一种高贵的动物，它了解主人的需求。如果主人想要它无论如何都要一直工作，那么马会遵守这一命令。马会一直工作或比赛直到自己倒下，只是因为它们能够做到。马会忽略自己的疲惫，跟上牧群（或主人）。当一匹马意识到自己已经负荷太重之时，往往已经太晚了。

马的这种特性可能解释了，为什么刚进入青春期的小女孩如此深爱这些美丽而心胸宽广的动物。小女孩可能会凭直觉感受到，当她们成年后，她们可能会拥有这些敏感的马儿的一些特征：慷慨地运用优雅和力量为他人服务。也许这些年轻的女孩会与这种生物产生共鸣，它们为了获得归属感以及关心他人而放弃了自己的野性自由。

你几乎不会听说女孩爱上骡子的事，但也许我们应该多多鼓励这种故事的发生。与其鼓励小女孩专注于马儿飘逸的鬃毛和尾巴，我们不如教导她们好好利用自己的优势。马儿美丽的外表常常让它们分心，而骡子已经学会关注自己的内心。女性也可以做到这点。

无论是喜欢做白日梦还是喜欢当假小子，小女孩最初都有自己的想法。女孩在被教导要牺牲自我之前，她们和其他人一样天生拥有丰富的自我。就像骡子一样，她们对长时间的无偿工作毫无兴趣，她们总是在寻找享受生活的方式。但是，当文化压力开始利用社会群体和浪漫来定义她们的价值时，女孩就失去了自己的勇气。她们开始认为，如果自己得不到别人的爱，就会在一些重要的比赛中被甩在后面。社会归属感对男孩和女孩来说开始变得如此重要，以至于他们会忽略自己的真实感受。

男孩和女孩都可能变成放弃太多自我的人。他们逐渐学会为自我牺牲感到自豪，努力成为优秀的配偶和无私奉献的父母。他们会一直为他人服务，直到他们宽广的心胸因丧失自己而破碎。就像劳累过度、忠心耿耿的马儿一样，他们会丧失活力、丢失健康，却不明白自己为什么感觉如此糟糕。社会习俗尤其会欺骗女性，让她们相信，如果她们在为他人牺牲方面做得很好，她们就会更为快乐、更有成就感。有些男人也相信这一点。这就像告诉一匹马，它跑得越努力、跑得越久，它就会感觉越好。

疲惫和倦怠是你付出过多的自然表达。疾病往往是唯一能让人们免除罪恶感的方式，可以让自己不至于操劳到死。如果你在精神上或者身体上生病了，你便终于可以去关注那个多年前便提醒你该休息一下的微弱声音。不幸的是，许多人希望那些爱自己的人能够在为时已晚之前注意到这一点，并控制住局面。他们疑惑为什么没有人看到他们马上就要不行了——难道没人注意到这场比赛让他们付出的代价吗？

是的，十个人里九个都不会注意到这一点，没有人会关注这场比赛会对你造成什么影响。只有你自己能够留意这一点，而这种自我检查恰恰是马儿不会做的。有时必须用强制手段来阻止马跑得精疲力竭——它们跃跃欲试，明明几个小时前就该停下来了，却还是想要继续向前跑。即使在它们的能量即将耗尽之时，它们也有继续奔跑的渴望和力量。想想社会所定义的一个好女人的样子：不断奉献，而不是过好自己的生活。或者想一想对于一个好人的设想：为他人倾箱倒箧、毫不保留。

我更喜欢骡子的方法。骡子累了就会停下来。它可能愿意之后多干些活，但当下它根本不在乎那片地是什么样子的。它的动物智慧告诉它，如果自己想要活得长一点，最好留意一下自己的肌肉状态。

任何由情感不成熟的父母抚养长大的孩子都需要学习这一点。当女性把大量精力花在情绪问题上时，她们的处境会变得更为艰难。当你所做的事情的工作量难以衡量时，除了你自己之外，没有人能看到这些事情的情绪成本。它不像肌肉酸痛或是肌腱拉伤，而是让你在精神上感到疲惫、筋疲力尽。当有人注意到的时候，它可能已经以抑郁、焦虑或一系列身心疾病的形式出现了。但当这些症状出现的时候，我敢保证比赛已经进行到了最后四分之一，而且有人一直在把你的终点线越拉越远。

你需要学会如何在赛程过半之前就注意到自己的情绪疲劳。如果你对其放任不管，文化压力会让你奋斗至死。因此，你必须学会拒绝。如果你有高贵的马的那种天性，那么你必须刻意培养自己拥有一些骡子的特质。

拥有健康的骡子思维，经常问问自己：我是不是付出得太多了？我感到累了吗？是什么让我这么累，我怎样才能少做点儿呢？相信我，你不必担心自己会因此变得懒惰，因为家庭和文化永远不会停止催促你前进。你是唯一可以停下来拒绝继续前行的人。要知道，任何农夫都不会比一头吃饱了的骡子更强壮。偶尔迁就一下骡子不会让农民饿死，但一直迁就农夫可能会累死骡子。

注意你内心的疲惫信号，并认真对待它们。生活中百分之九十的事情都可以等一等再做，它们并非需要赢得胜利的比赛。

054
何时后退一步

深吸一口气，从精神上摆脱肾上
腺素的毒害。

你是否曾经希望自己的肩膀上有个小天使，能够帮你躲避下一件会让情况变得更为糟糕的事情？当我们愤怒或者一门心思怨恨他人时，我们的言行举止会让他人和我们一样感到消极。当然，之后我们可能会对自己说的话或是说的方式感到后悔，但在那一刻，我们就像跳下悬崖的旅鼠，一切都在朝着灾难奔去。

当然了，你可能会想，我们不能只是坐着不动，把感情藏在心里。如果一个人很明显犯了错，我们难道应该视而不见吗？

我们来想一想你真正想要的是什么。你想要制造冲突还是化解冲突？你想要致力于追求自己的人生目标，还是宁愿把精力投入与人斗争？你的精力是有限的，那些你用来挑起斗争和怨恨的力量本可以用来实现你的追求。你是更喜欢创造一个自己想要的未来，还是想要给别人一个教训？

假设你决定放弃报复他人，转而专注于创造自己想要的未来。你如何判断自己是否再次踏上了制造冲突之路？你如何判断自己是否已偏离了和平解决的道路？

我们的肩膀上并没有坐着小天使，我们必须注意自己肾上腺的情况。肾上腺分布于我们躯干中部的大部分区域，它们分泌肾上腺素，促使人产生著名的"战斗－逃跑"反应。当肾上腺分泌这一具有转化作用的激素的时候（想想绿巨人），我们会产生一种非常明显的身体感觉。我们的整个身体绷紧，一股恐惧和愤怒交织的战栗掠过我们的腹部。我们的反应会变成像是见到了一头熊，但实际情况可能是，一个朋友让我们失望了，或是爱人在疲惫的时候说了一些冷漠的话。

　　肾上腺素不在乎人面对的真实情境是否有所差异，它只会感觉人在面对一头熊。它唯一关心的就是确保你赢，让你用尽可能多的力量确保那头熊死掉 20 次。肾上腺素只知道，如果你处于危险的情况下，它唯一要做的事情就是让你不惜一切代价去战斗，直到你脱离生存危险。

　　问题在于，肾上腺会盲目做出反应。它在战斗这件事上做得很好，但它从不考虑未来或是后果。它不能思考，因为它是分泌激素的组织，它只是在毫不知情地发挥作用。

　　我必须承认，如果真的遇到一头熊，我会毫不犹疑地用我的大脑来交换肾上腺。然而，你每天面对的关于他人的事情，99.9% 都是要用你的大脑而不是肾上腺来思考和解决的。打个比方说，当你感觉到肾上腺素在你体内被释放的时候，是你脱离当下情境的最好时机。当你处于这种状态时，任何人际关系问题都无法得以解决，而且你很有可能会让事情变得更糟。

　　不幸的是，肾上腺素本来是用来让我们感到强大和自信的，无论实际情况如何。一旦它开始对你的大脑产生影响，它就会让你相信，它知道该怎么做才能一劳永逸地解决问题。你不仅会感到强大，还会确信自己知道该怎么做。不管是好是坏，肾上腺素会消除自我怀疑。这种确定感让你不会再三考虑下一步该做什么。

但如果涉及人际关系问题，三思而后行是更好的策略。你的目标不是消灭对方，不是让自己永远不受威胁，而是和他们一起解决问题，这样你们晚上吃饭时还能轻松地聊天。如果你强迫他人，他人就会用抵抗和愤怒来回应，于是情形就变成两组肾上腺的对抗。

你可以试一试我的这个经验：如果你没有遇到熊，那就无视你的肾上腺素的刺激。如果你的问题涉及你所爱的人，而不是一个长着毛的体形巨大的捕食者，自己是否分泌肾上腺素就是最好的信号，它能够告诉你要停止攻击并后退一步。告诉你所爱的人，你需要时间思考，然后离开并好好思考一番。问一问自己希望这件事结果如何。如果你想要一个解决方案，而不是痛苦的感受，首先了解一下自己的肾上腺的情况。如果你发现它们在分泌激素，就抑制自己将想法脱口而出的冲动，将你的思想重新集中在你希望得到的积极结果上。

多多练习，你可以深吸一口气，从精神上摆脱肾上腺素的毒害。试着思考你真正想要的是什么（和平的解决方案），而不是你的肾上腺素想要什么（战斗）。当你的肾上腺素开始发挥作用的时候，你就该停下来冷静一下了。

055
感谢自己的守卫者

> 只要你尝试做一些有价值的事
> 情，守卫者就会出现。

冒险都符合某种模式，而许多好的故事都源自这种模式。想一想你最喜欢的电影和图书，你会发现这种模式，即使你专注于享受，而没有意识到它的存在。这种模式被称为英雄之旅（hero's journey），约瑟夫·坎贝尔的经典著作《千面英雄》（*The Hero with a Thousand Faces*）对其做出了最佳描述。英雄（故事主角）得到了某种使命的召唤——追寻珍贵的事物。对于《奥德赛》（*The Odyssey*）中的尤利西斯来说，他的使命是在战争结束之后回到家乡；对于伊阿宋来说，是金羊毛；对你来说，可能是得到新工作，独立生活，修好那门课程，或从疾病中痊愈。即使是变老，也是一个经典的英雄之旅，因为我们慢慢地进入了一个陌生领域。

但有一个问题。英雄们甚至是在起航去实现他们的梦想之前，就会遇到守卫者。守卫者的唯一任务就是考验你的勇气，看看你是否准备好迎接自己的英雄之旅了。只要你尝试做一些有价值的事情，守卫者就会以这样或那样的方式出现。仅仅愿意迎接挑战是不够的，你还必须让守卫者相信你具备所需的条件。

许多人因为他们的梦想比想象的要更花精力而感到沮丧，失去了继续追寻的勇气。当他们第一次意识到这条路并不像看上去那么容易时，你可以从他们的眼神中看到这一点。他们的表情说明了一切：事情本不该如此艰难。但是这确实是真相。这一点才是问题的关键所在！任何有自尊心的守卫者都不会让你不经历挫折就轻松地进入新生活。尤利西斯必须战胜独眼巨人和其他威胁，才能回家。你可能只需要与未回复的电话、负面评论和资金不足做斗争。但英雄之旅给我们的经验教训是相同的：如果你在守卫者出现时放弃自己的梦想，你将永远不会获得奖赏。

英雄之旅让我们了解到，获得最终奖赏并不是唯一重要的目标；一个同样重要的目标是，当我们遇到每一位守卫者时，要让自己变得更强。当你挺起胸膛直面你的守卫者时，其实你面对的是你自己的事情，而它们并非全都是值得赞美的事情。遇到守卫者会成为一种发人深省的经历，你会发现自己是多么恐惧和虚弱，同时有着那些幼稚的期望，让你感觉自己是一个受害者。你会忍不住站到一边，嫉妒那些得到了自己想要的东西的人。

好消息是，每个人都会遇到"守卫者"，不管其外表如何，没有人能幸免。守卫者以多种形式出现，可能是你在去面试的途中车抛锚了，也可能是你的糟糕的人际关系或者低自尊。他们以这样或那样的方式试图说服你，你不具备成功所需的条件，你应该选择放弃。消极的自我对话就是守卫者的一个完美例子，这个声音告诉你为何你不会成功。

最不为人知的秘密是，守卫者其实是站在你这边的。如果你没有勇气和决心，他们是不会让你前进的。就像教官或者严厉的教授一样，在你进入现实世界之前，守卫者会让你经历一场实战式的生存挑战。如果他们把这场挑战设置得太简单了，在现实中你可能会在第一天就被打倒。如果没有他们的严厉，你之后可能就无法克服挫折。

如果你发现自己感到绝望或是想要放弃，因为你刚刚遇到了一个守卫者，那么喊出他的名字，让他知道你明白他的意图，然后让他靠边站，去追求属于你的更为充实的生活。这一过程理应如此艰难，这是梦想家变为英雄的唯一途径。

056
橄榄球带给我们的

有意义的斗争之中蕴含着快乐，
即使斗争的过程会逐渐变得艰难。

我承认我对橄榄球的兴趣和比赛的激烈程度是成正比的。对我来说，季后赛和超级碗都令我十分兴奋，比如那些惊险的长距离传球或者触地得分。但为什么铁杆球迷会对那些不激烈的比赛也充满热情呢？

我问一个橄榄球迷，觉得这种非常费时而每次只为推进几码[⊖]的游戏有什么好玩的。所有那些来回的定位？一步步走向一条难以捉摸的线路？看着这些就像看着油漆变干一样。是什么让他和其他粉丝连续几个月如此着迷？他说这是一个过程。他解释说，对他来说，比赛的过程和得分一样吸引人，一样重要。这种缓慢的领土扩张呈现了一种戏剧化的场面，这极大地鼓舞了观众为"去到任何想去的地方"这一权利而斗争。我想，橄榄球还教会了我们一个更深层次的道理。

只有人类才会享受具有挑战性的追求，这些追求需要长时间

⊖ 1 码＝0.9144 米。

的付出，却没有即时的回报。对于很多活动，比如写作、艺术创作、养育孩子、健身和商业活动，在最终有所收获或者交付产品之前，人们在前期所做的事情至关重要。最为关键的是，即使你的进展非常缓慢，也要一直坚持尝试。有意义的斗争之中蕴含着快乐，即使斗争的过程会逐渐变得艰难。

橄榄球这项缓慢而残酷的运动是有意义的，因为它的本质是全力以赴去实现一个困难的目标。这项运动中充满了毅力、战略、战术和韧性。橄榄球运动的本质就是触底反弹。橄榄球运动员也可以向你展示如何在不自信的时候显得自信，不管比分如何，他们从不提前放弃。在倒计时几秒钟内踢出关键一球，这展示了，即使面对失败也一直坚定决心，这能够让你在球场内外都能保持目标清晰、情绪高涨。

橄榄球运动告诉我们，如果我们被那些同样想要实现目标的人粗暴对待，该如何继续前行。它告诉我们，我们的愿望和其他人的愿望一样重要，值得我们为之而奋斗。像所有的运动一样，橄榄球证明了，我们有权利追求自己想要的东西。更重要的是，橄榄球提醒我们，当我们开始输球或者受到他人欺负时，我们不要成为受害者。

橄榄球告诉我们，赢球很难，因为很多人都在努力赢球。你必须愿意为自己的码数而战，因为并不总会有人出来帮助你。在橄榄球运动中，无论何时你觉得自己快要失败了，你都很清楚接下来要做什么：准备好下一次进攻，继续追求你的目标。

橄榄球也教会我们要多方面发展自己。在生活中，有时候你就像是一名明星四分卫，在比赛的最后几分钟投出了一个 80 码的传球；或是一名全速奔跑的后卫，在回望时接住了一个球。你同样需要训练一部分的自己成为一名魁梧的线卫，遏制对手的进攻势头并改善对自己不利的处境。作为自己人生游戏的玩家，当你丢球、失手或者错过传球时，你可能会感到内疚，但不管怎样，游戏仍将继续。没有人能一直做到完美。要知道，在体育运动中，当你大部分时间都做得很好时，你就是在浪费时间。

如果你想要进一步欣赏橄榄球运动，那么了解一下橄榄球给我们带来的这些经验。当你感觉生活阻碍了自己的进步时，它们能够对你有所指导。观看并欣赏那些无聊但必要的站位，那些没有回报的策略，以及不断前进的决心。更重要的是，让最好的球员告诉你，生活快要将你击垮之时，如何应对。从橄榄球之中得到的最为重要的经验是什么？是当你只有四次机会推进 10 码的时候，让每一个机会都发挥作用。

057

为生活交学费

> 如果你把这些遗憾看作获得智慧
> 的学费，你就更加能够容忍自己
> 犯错误。

　　一个朋友曾经向我们聊起，她是如何让自己摆脱一处不喜欢的房产的，她当时被扣了不少押金，但她还是直接走开了。虽然她认为自己应该为这一经济损失感到难过，但她实际上发现自己在为侥幸逃脱这个会让她后悔的决定而松了口气，咯咯傻笑。其中一个朋友对这笔损失评论道："这就是你交的学费了。"这笔损失是这位朋友交的学费，她得到了一个经验：要尽快摆脱错误的决定。

　　这句话的含义很深刻。如果我们也以这种方式来看待生活呢？如果我们并不认为自己有所损失，而是在为获得经验而付费呢？如果人生的意义不是永远不做错误的决定，而是在做出之后学会如何应对呢？

　　当然，我们为生活所交的学费不一定限于金钱，可以是任何我们投入的东西，比如我们的注意力、时间、精力。我们习惯于认为，投资有盈利是唯一的好结果，其实不然。我们在人生早期做出的一些草率的、代价高昂的错误决定可能就是通往更为成熟而谨慎的未来的门票。让你知道做出一个草率的决定是什么感觉只有一种方法：你为此付出了代价。

我们都认为，教育需要投入资金是理所当然的事情，有价值的知识甚少免费。和那些获得有声望的学位或者技能证书的人聊一聊，你便会对此有所了解。不管你想就读一所职业学校、一所私立学校，还是一所技术学校，你都需要支付学费。如果你想上大学或者研究生院，你也必须支付学费。我们几乎不指望这种知识会被免费提供给我们。但当我们要学习在这个世界上生存的技能时，不知何故，我们总是觉得自己应该在开始学习之前就了解了这些知识。当我们犯错误时，我们会对自己非常严厉。但是，如果你把这些遗憾看作获得智慧的学费，你就更加能够容忍自己犯错误。

当然，就像在大学里一样，去上课并不总是意味着你就能够拿到学位。犯错误也并不意味着一个人在学习和进步。有些人不计后果地为生活交了一辈子学费，却只上了些选修课，从来没有想过为什么同样的问题总是发生。面对失败，他们只是耸耸肩，而不是感到痛苦。他们缺乏好奇心和最低限度的自我意识，这使得他们只是将一年中所获得的经验在未来重复多次，而不是利用多年积累的经验。

这件事的诀窍是，对犯下错误感到非常糟糕，以至于不想再犯同样的错误，但这种糟糕的感受又不至于让你感觉前途无望。当事情没有如你所愿时，停下来休息一会儿永远是一个好主意，问问自己收获了什么，这些收获让自己付出了多少。如果你从痛苦的经历之中吸取教训，它们会为你创造更有竞争力的生活机会。

在很多情况下，你感到最为遗憾的经历，那些充满悲伤或令人尴尬的经历，也会让你对自己和他人有更多新的认识。这种知识以一种特殊的力量击中你，因为真正真实的事物会重新回到舞台中央，驱散错觉和扭曲的事实。拥有这种觉悟尽管很痛苦，但总是值得的。生活的学费价格高昂，但当你开始准确地感知事物时，根本性的自我成长也会随之发生。人们会支付心理治疗费用，正是希望获得这种体验，人们试图弄清楚自己在生活中为什么会反复犯错，以及如何找到更为有效的应对方法。

因此，下次当你做了一个非常糟糕的决定，尤其是一个让你有所损失的决定时，就把它当作一笔学费吧。你可能认为自己在犯错方面的技能都能拿一个博士学位了，但不要让这阻止你继续获得学分。在事情出错后测试自己，并取得良好的学习成绩。这样学费就显得便宜多了。

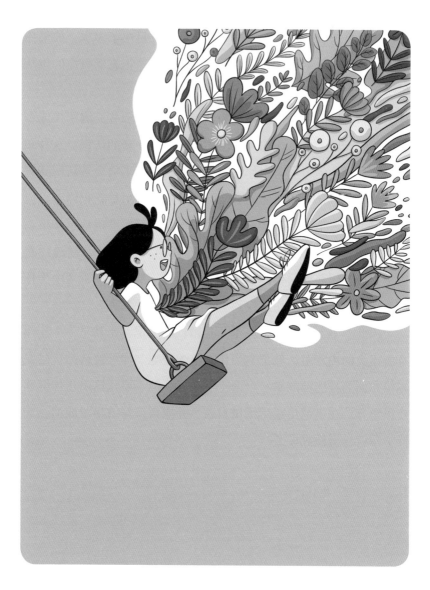

你可以用一种能帮助你找到更为自然的节奏的方式来对待生活。采取一种自我关怀的态度是减少压力的最好方法之一。你可以用一种更温和的方式来减轻自己的压力，而不是对自己吹毛求疵。

减少自己的压力

058
应对压力成瘾

你会因为没有每一秒都做出有所成效的事情而感到内疚、责怪自己懒惰。

所有成瘾者都会告诉你，他们所选择的毒品在夺走他们的生命能量之前都让他们感觉很好。当它是酒精或者可卡因之类的东西时，这件事很容易理解，但我想说的是，压力成瘾也是如此。压力通常被认为是消极的，因此你可能会想，怎么会有人将它体验为一种渴望得到甚至有可能对其上瘾的东西呢。当然，并不是每个人都会对压力上瘾，就像并非每个人的生活都会在初尝酒精之后发生改变。但对于那些易受影响的人来说，他们会真正陶醉于压力激素的激增之中。

压力会刺激我们，增强我们的感官注意，加快认知速度。我们所承担的许多责任会让我们觉得自己很重要：我们的紧迫感为生活注入了明确的意义感，因为我们会督促自己完成所有的事情。我们有一点自大地觉得自己在做高风险高收益的事情，好像没有人能像我们做得一样好。如果我们试着慢下来，或者不给自己太大的压力，我们就会开始感到些许沮丧和空虚，抑郁般地萎靡不振，这实际上是成瘾的戒断反应。

你可能没有意识到，你对压力或其他令人麻醉的东西上瘾了；这是因为你这样做的时间越久，你就越适应它。有时候你甚至很难感受到它对你有任何影响。比如，我曾经听过这样的说法，有些人没有酗酒的问题，是因为他们可以一整晚都在喝酒而不表现出来。问题是真正常常喝酒的人可以做到这一点，是因为他们长期大量饮酒，在生理上已经适应了。同样的道理也适用于那些以常年超级忙碌和持续高效为傲的压力过大的人。他们会开始感觉这种高水平的活动和不间断地承担责任的感觉是一种常态，而不是警告状态。

成瘾的问题在于，我们在生理上对它的耐受性会越来越强，而它的破坏性和致命性的阈值却保持不变。我们的身体在生理上能承受的麻醉量是有上限的，不管我们是否感觉到它的影响。因此，那些没有注意到成瘾的影响的人可能仍然放任自己摄入至接近致命水平。

压力也是如此。一点点压力会让人感到有挑战、受到鼓舞，通常会增强他们生活的意义感、目的感和一种重要感。但是随着生活责任的不断增多，人们开始习惯承受越来越大的压力。保持忙碌和感到有压力开始让人感觉是一种正确的生活方式，好像少一点这种感觉就会让你隐约感到自己没有价值。但就像毒品和酒精一样，你对压力的承受能力是有上限的，无论你对它多么适应。与压力相关的症状，比如焦虑、失眠、因紧张而暴食、焦虑和注意力下降，在过度承受压力的第一阶段就会开始出现。当压力逼近你的生理极限时，你的生理系统开始受到影响。然而，一直以来，压力狂可能看不到自己的生活方式和这些症状之间的联系。他们感觉这种高强度的压力对他们来说是家常便饭。

如果你是一个压力狂，你的压力感和自我批评都会被放大，你会想要通过成瘾行为来使自己分心，释放自己。你可能有一个刻薄的内心声音，它特别挑剔和苛刻，它说你需要不断证明自己的价值，它不会说活着本身就很有价值。酗酒的人喝酒是为了让这种内心声音闭嘴，而压力狂则选择工作和焦虑至死，来领先于这一内心声音的评判。作为一个压力狂，你可能只有在自己非常忙碌、暗暗希望别人对你高强度的日程啧啧称赞时，才会觉得自己有价值。

所有成瘾行为，无论是对某些物质成瘾还是对承担责任成瘾，它的真正后果都是麻醉你，让你对自己的价值、是否值得被爱产生深深的怀疑。爱对任何成瘾者来说都是有条件的，而压力狂在潜意识里把疯狂忙碌和过度承担责任作为成为一个足够好的人的生活方式。但最终，这种成瘾会导致严重的自我忽视，因为你一直试图赢得别人的尊重。

压力狂往往发现自己很难慢下来，处于合理程度的承担责任和参加活动的水平。你会因为没有每一秒都做出有所成效的事情而感到内疚、责怪自己懒惰。然而，当你最终试着更多地关注自己的感受和需求时，你可能会惊讶地发现自己已经变得多么麻木。你终于意识到，你之前的工作量过于疯狂，而这些是以忽略自己情感痛苦和生理痛苦的警告信号为代价的。如果你能与自己的内心重新建立联结，你就会开始注意到压力所带来的痛苦，并在它造成任何持久的伤害之前放松下来。

让自己摆脱过度的压力是一件有价值的事情，因为就像任何其他成瘾行为一样，压力成瘾会让你像忽视自己的需求一样忽视别人的情感需求。与他人建立情感联结意味着慢下来，享受与他们在一起的体验，而不是待在他们身边做自己的事。从压力习惯中康复意味着把你的生活和自我价值从难以达到的标准中拯救出来，意味着学会爱自己、支持自己——只为自己的存在本身。你也会因此对他人更为友善，这是戒掉任何成瘾行为的一个明显标志。

059
最好数到 90 秒

在"战斗－逃跑"反应上，我们都是专家，我们的大脑会自动触发这些反应。一旦感到一阵恐惧或一阵愤怒，我们就很难平静下来。事实上，这两种情绪一旦出现就很难动摇。但根据脑科学家吉尔·博尔特·泰勒在她引人入胜的图书《奇迹》（*My Stroke of Insight*）中所说，这些强烈的情绪在被触发后便运转起来，然后经历 90 秒左右的时间，被清除出人体。

然而，对于焦虑或是愤怒的爆发，我们大多数人都不会只感受到一分半左右的时间。相反，我们的焦虑会持续一整晚，我们的愤怒会持续好几天。但是，如果一种强烈的情绪可以在两分钟之内灌满身体并倾泻而出，那么为什么我们的心烦意乱会持续这么长时间？

原因是，当我们生气的时候，我们会寻找更多的理由继续生气。恐惧也是如此。如果我们感到害怕，我们就会一直用恐惧的眼光来看待外面的世界。我们专注于自己的痛苦，这让我们的痛苦感觉持续很久。这就是我们为何总是保持愤怒情绪和放大恐惧的真正原因。

情绪的产生是我们体内一种强烈的神经化学活动，而我们的本能是非常认真地对待它。大脑释放一些神经递质，使我们对世界的看法被那一刻的情绪色彩所浸染。我们通常不会怀疑自己的情绪是真是假，而是觉得只要感受到它，它就一定是这样的。我们会接受那些下意识的感觉反应，然后寻找它们的正当性，来保持自己的这种不安状态。

即使我们的精神健康和身体健康因为情绪痛苦而受到损害，我们通常也无法意识到自己在这件事上有什么选择。我们会继续相信，我们的情绪所传达的感受是真实的。如果这意味着我们会常常感到胃痛或是头痛，那就这样吧。我们会向自己讲述有关自己情绪反应的令人沮丧的故事，来放大我们的感受。当我们告诉自己为什么我们会有这样的感受时，我们的情绪投入就更为深刻，这就像在看一部引人入胜的电影一样。现在，我们的初始情绪被成千上万的人支撑着。我们和最好的编剧一样，拥有属于自己的个人情绪故事。

你是否对某件事做出反应并不重要，重要的是你做出反应的下一步是什么。你的生理机能可能无法让你选择开始的 90 秒的感受，但之后的感受完全取决于你自己。你可以做各种各样的事情来让自己感觉更好一些，比如检查自己的感受是否合理，寻求别人的建议和情感支持，寻找解决方案，或者只是让自己平静下来。你不可能在 90 秒内完成所有这些事情。

在最激动的时刻，90 秒让人感觉像是过了一辈子。想想你最近一次感到心烦意乱的经历。现在想象一下带着这种感觉坐下来从 1 数到 90。慢下来。在这 90 秒中，你可能不太相信自己会很快感觉好起来。这就解释了为什么了解这方面的知识是好事——只要你不延长糟糕的感受，你就会冷静下来。

许多人担心放弃自己强烈的情绪反应会使他们变得不那么活泼和有活力。他们认为如果开始管理自己的情绪，自己就会变得非常迟钝，而心烦意乱意味着自己的生活非常充实，但实际上它只带来了压力。这些人错把肾上腺素激增的感觉当成自己生气勃勃。

下次当你发现自己变得非常心烦意乱的时候，试着想起这一 90 秒规则。你可能需要忍受 90 秒肾上腺素的打扰，但在那之后，如果你愿意，你就可以感觉更好一些。保持冷静的最佳捷径是了解到，对刚刚发生的事情怀有强烈的意见是没有用的。在最初的 90 秒里你可能感觉不到这一点，但你其实可以感受问题，处理它们，如果你不放任"这问题本不应该发生在我身上"这一想法，你会继续过得很好。

管理情绪是一项至关重要的技能，可以提高人们的自尊水平和生活效率。即使你是一个非常情绪化的人，你也可以管理你的大脑来缩短不开心的时间。下次当你被强烈的负面情绪所控制时，试着从 1 数到 90 而不是只数到 10，给自己一个机会来决定把这个不愉快的事件写成短篇小说还是故事片。

060
尝试评判节食

你永远不可能通过做出足够多的评判，来让这个世界变得更为美好。

评判就像垃圾食品。哦，它尝起来味道真不错！你以为自己能忍住不吃一片薯片吗？来"一片"评判性想法吧。评判性想法之中有一些又咸又脆的东西。如果不是因为那些烦人的副作用，我很容易就能用它们做成一顿饭。

觉得某个人很坏、很愚蠢或者很刻薄，这就像是吃爆米花一样。一个想法会引发另一个想法，直到我们囫囵吞枣，吃下一大碗消极的东西。就像我们很容易边看电影边不加思索地大嚼零食一样，我们的大脑在处理日常活动时也会无休止地思考谁对谁做了什么，谁是一个多么糟糕的人。

理论上来讲，即使我们不在道德上谴责他人，我们也可以保护自己，留心那些有问题的人。这样的效果会很好，但人们似乎会被迫采取进一步的措施。一个人伤害或者激怒了我们，我们就觉得自己有必要对他们进行精神上的控诉。

在一种评判他人的心态之下，我们喜欢任何可以定义某人缺点的词语，不管是诊断性的，还是粗话。相信我，心理健康领域有很多术语可以用来称呼那些做了我们不赞成的事情的人。其他领域也是如此。这些消极的词无法穷尽。

然而，一件令人惊奇的事情是，武断的道德评判并不能让事情变得更好，否则人类的众多生活问题早就得以解决了。几千年来，人们一直用仇恨和愤怒来解决问题，用暴力来执行评判，但许多问题仍然没有得到解决。通常这意味着最终双方还是要艰难地走到谈判桌前，或者至少控制住彼此的怨恨。

如果评判在情感层面上令人并不满意，那么我们可以完全绕过它，直接进入问题解决的部分。我们可以退一步，分析问题，并找到某种解决方案。在涉及感性和理性的较量时，感性往往会胜出。理性没感性那么有趣。我们大脑中的奖励中心对冗长而复杂的利弊清单不感兴趣。理性可能会更好地处理现实问题，但它不会点亮你脑中的情感热区，你也不会因为确信自己比其他的麻烦制造者好多少而兴奋。

当你幻想惩罚那些冒犯你的人时，你的健康和幸福会为此付出代价。毫无疑问，评判他人可能会让你感到充满力量，但这种惩罚的力量是充满压力的力量。你会感到自己持续受到威胁。

如果你一有评判他人的想法就丢掉这个想法，会让你感觉如何？

你会感到轻松，仿佛卸下了一个包袱。你会感觉像是一只大猩猩从你背上爬了下来。你会开始思考自己想做的事情，而不是别人对你做过的事情。那些曾经冒犯你的人都被你抛到了脑后，生活的可能性冲你打开。你会开始考虑自己和自己的生活，而不是生气为什么每个人都不是你喜欢的样子。你可能会问自己："我希望这种情况最后产生怎样的结果？"而不是专注于思考这个人为什么是一个浑蛋。

如果你把放弃垃圾食品作为解决困难的一种方式，你就能够减重成功。在评判他人这件事情上也是如此。如果你不再关注下一件要评判的事情，你就会发现其他更为有趣、更有意义的事情。当你放弃评判性想法时，你所减掉的是整个世界的重量。就像你永远不可能通过吃足够多的垃圾食品来解决问题一样，你永远不可能通过做出足够多的评判，来让这个世界变得更为美好。而且，你所要负责的只是自己的内心，你要让自己的内心成为一个更美好的地方——放弃那些像垃圾食品一样的评判，能够帮助你做到这一点。

061
克服社交焦虑

社交焦虑来自这样一种想法：关键是要让自己讨人喜欢。

大多数人面对新的社交场合都会有点紧张，人类就是这样的。但一些人一想到人群就会感到特别恐惧。在社交焦虑的影响下，你会很关心别人怎么看待你。你对自己留给别人的印象感到非常焦虑，以至于不去体验自己的感受。你觉得自己会因为小小的失态或者缺陷而受到他人的审视。人际互动对你来说就像是一次次要么通过要么挂科的考试。

对于这种情况的一般建议是，不要想太多自己的事情，把注意多多放在他人身上。但当你极度焦虑时，这就很难做到了。焦虑让你产生防御心理，而不是感到好奇。在这种情况下，不同的人有不同的处事风格：一些人可能会强迫自己紧张地投入社交，一些人可能会难过地躲到一边，等待这一切结束。

社交焦虑来自这样一种想法：关键是要让自己讨人喜欢。你被自己的想法困住，唯一注意到的身体感受是令自己反胃的恐惧。焦虑让你的大脑过度活跃，你很难让它停下来。解决这种焦虑的办法是把你的精力从担心未来转移到平和地观察当下。除了评价自己的受欢迎程度，你还得给自己的大脑安排另一个任务。

进入正念状态会让你的社交焦虑趋于平静。正念是一种冥想的技巧，教你关注内心正在发生的事情，留意它，让它在你的体内流动起来，就像云在天空中飘过一样。你不去评判它或者推进它；你只是安静地观察它，实事求是。关键问题不再是让自己讨人喜欢，而是积极进入正念状态，以超然的眼光观察当下自己的内心状态和周围发生的事情。

当然，这是焦虑的人很少会想到去做的事情。一旦你感到焦虑或者难为情，你就会开始喋喋不休地要求自己做事。你告诉自己要表现得受欢迎，看起来开心，或者马上找个人聊天。

然而，你可以做些新的尝试。告诉自己，只是站在那里呼吸，自己就做得很好。把你的意识从你（令你焦虑）的头脑中移开，集中精力感觉你踩在地板上（令你稳定）的脚，以及你胸部（令你集中）的呼吸。使用心数（HeartMath）技巧，假装你的胸部有一个巨大的鼻子，你通过心脏呼吸，在每次吸气和呼气时对自己说"冷静"或者"平静"。用鼻子吸气，缓慢而深长地呼气，这样可以使你的心率平稳。回想一段让你感到安全、快乐和感激的时光。你没有给自己施压，你没有考虑下一步要做什么；你只是存在着，像一件有知觉的家具一样平静。如果你的大脑开始焦虑或者做出评判，留意这个想法，但不要依附于它，然后慢慢地把注意力转到心脏呼吸上，同时去感觉自己踩在地板上的脚。

环视四周，让周围环境吸引你的注意力，而不是自己去施加注意力。你留意到什么引起你兴趣的事物了吗？有什么事情或者什么人吸引你吗？给自己一点时间，让行动自己来找你，而不是你努力去做出行动。想象自己全程陪伴着自己，自己是为自己而存在的，独一无二。熟悉自己的物理存在，留意自己周围的环境，安全地与自我进行联结。

把你的想法从评判转向爱。用你内心的能量而不是头脑的能量来处理这种情况。不要打开你的评判大脑，而是深长地呼气，让自己感到温暖而舒适。当你与人交谈时，想象你内心的能量正移向你们之间的空间，你们在彼此心场交汇之处与对方相遇。你在倾听并参与其中，但你真正的目的是留意并享受你们之间流动能量的无声汇合。当这种交流完成之时，你平静地回到完整自我的体验之中。之后留意一下，是否有其他东西把你拉向它。这样，你便在用自己的想象来安慰自己，而不是吓唬自己。

这种方法不会失败。你的目标从试图变得讨人喜欢转变为专注于内心能量交汇之处，一次这样的交流便会让这件事情收获成功。你所要做的便是找个人练习一下。社会交往因此会成为一个正念获得能量的机会，而不是一场消耗精力的表演。一切都在顺其自然地发生，这便是当你投入爱时的感觉。通过想象自己的内心能量得到了对方的完全接纳，恐惧便再无容身之地。社交焦虑会成为一种平和的存在。

062

掌控机械思维

> 对于机械思维来说，没有什么比
> 完成任务更重要了。

　　和所有人一样，你有两种思维，一种是经验型关系思维，另一种是致力于目标实现的机械思维。这两种思维都是你过上充实生活所必需的，但由于机械思维喜欢霸凌，它们之间的关系常常失去平衡。想象一下，这就像一对姐妹被迫生活在一个封闭的空间里，其中一个喜欢幻想、习惯顺从，另一个独断专行、非常务实。独断专行的那个人很容易占据上风，掌控局面。她接管了一切，因为她有这个能力。成功接管之后，她便会让你相信，生活中最为重要的事情就是把事情办成。

　　你的机械思维主要位于大脑的左半球，与任务完成相关。它不关心达成目标会给你带来多大的压力，它最喜欢的就是设定一个目标并将其实现。它不屑于右脑更为柔和的关系型方式，认为右脑的情感敏感会拖自己的后腿。机械思维不能忍受障碍、延迟或者复杂情况的出现。它想直奔终点，最好不要有什么东西挡路。当有人想要参与进来时，机械思维所做出的反应就是愤怒。当目标完成时，满足感的激增告诉了机械思维，一切都是值得的，即使事实并非如此。这种有所回报的强烈感觉让大脑继续寻找下一件要做的事情。经验型关系思维被推到了后面。

但是，当机械思维被想要与你玩耍的孩子、想要与你聊天的爱人打断时，会发生什么呢？如果一个朋友想要与你相聚，而你的机械思维正专注于一个项目，会发生什么呢？对于机械思维来说，没有什么比完成任务更重要了。为了完成工作，其他事情都可以往后排。一旦你陷入这种完成任务的心态，甚至是最为亲密的人来找你聊天，你也会感到自己受到了不必要的干扰。

你困在自己机械思维的齿轮里，希望别人看到你的任务多么重要。当别人不欣赏你的努力与你仍需完成的任务时，你会被他们激怒，变得不耐烦。他们看不到你有多忙吗？

机械思维总是让人感觉时间不多了。对你来说，时间不是用来消磨和享受的东西，而是需要精确到秒来加以控制的东西，因为你永远无法完成机械思维想到的所有任务。对于机械思维来说，两点之间的最短距离是一条直线，是一束意图的激光束。你就像生活在一个压力锅里。你在处理事情上总是可以变得更快更有效。生活变成了一份效率报告。生命的意义被简化为找到方法来用更少的时间完成更多的事情。

你从完成任务中所获得的乐趣是巨大的，但它的半衰期很短。它不会在未来的日子让你持续地感到快乐。完成任务的乐趣消失得出奇快。这是因为，这种乐趣只是一个空壳，没有包含与世界、与他人联结而产生的温暖感受。与人在经验型关系生活中持续获得的营养相比，它像是一种高糖分。

似乎我们人类生来就是要通过享受这个世界的美丽、享受与人和其他生物的美妙互动来为自己补充情感能量的。从神经的角度来讲，这种关系思维是我们的精神家园。最初，机械思维被设计成通过解决问题和完成任务来维系这些关系能量的补给，但经常使用机械思维会让人上瘾。核对清单会比关注他人、动物、大自然更能让人感到满足。

与机械思维的直接风格相比，当你与周围环境建立联结时，你的思维会自然地波动和循环，让你不断回顾、为之前的记忆添加新的色彩，让你在已经探索过的东西中看到更多，让你不断拓宽、深化，发现事物之间的微妙联结。在这种放松的心态中，你仿佛会在所有引起你注意的事物周围都缠绕起深情依恋的藤蔓。关系思维不是为了达到目的，而是教人充分体验当下这一刻。

下次当你发现自己陷入完成任务的压力之中时，试着暂时摆脱它。试着通过有意识地与周围环境和其他人建立联结来平衡你的生活，从被人一直推向前的感觉中解脱出来，让自己沐浴在那些你觉得温暖或者美丽的事物之中。如果能与你的孩子、伴侣、朋友或宠物在一起，那就更好了。他们可能就是你做这一切的真正原因。

063
停止自我批评

自我批评的唯一目标就是让你不再相信自己。

有件事挺滑稽的。有时你对自己说话的方式如此粗鲁，如果别人这样说你，你一定无法容忍。问题是你似乎没有意识到，你是那个一直在说话的人。你在头脑中所"听到"的批评通常听起来非常权威。最糟糕的是，它对自我价值的评价建立在不断升级的期望之上。它的满足感一直在发生变化。如果你满足了它的要求，它就会变本加厉。

头脑中的这一声音就像一台疯狂的电脑。当你感到沮丧、焦虑，自我感觉不好的时候，头脑中这一声音一定在作祟。这台机载电脑，或者更准确地说，你头脑中的这个软件，是规则、评判和条件反射的混合体，而它们都是你在童年时期学到的，很可能是从你情感不成熟的父母那里学来的。你的妈妈或者爸爸告诉你这些事情，好让你成为他们所期待的完美小孩。他们对自己也有同样的追求，结果或好或坏。他们可能从来没有质疑过自己这些自我批评的声音，因此他们也把这种声音传递给了你。

你没有意识到这个声音是你产生糟糕感受的原因，反而觉得跟随这个声音的指引会让生活更加美好。如果你能够攀登它为你设定的高峰，那么你最终会感到幸福。你会毫不犹疑地听从这一声音的指引，因为你认为它会把你的最大利益放在心上——不然它为什么会一直影响你的想法和行为呢？你认为它只是想让你变得完美，仅此而已。

如果你在生活中遇到说类似的话的人，你会马上绕过他。如果你不得不忍受他的欺凌，那么在你的内心深处，你可能会想，他真是个浑蛋！然而，当这个声音来自你的头脑时，不知何故，你对它没有什么不好的看法。你接受它所说的一切，认为那是终极智慧。就算它前一分钟说你应该为自己挺身而出，下一分钟指责你咄咄逼人，你也对它的自相矛盾熟视无睹。

它并非良知的声音，而是批评的声音。自我批评的声音没有系统而全面的理论基础，只是一堆当场编造的反应性评判。它并非在试图引导你，而是试图让你感到无能和渺小。良知希望你的行为与你的原则相一致，这会增强你的自尊和自信。而自我批评所做的是让你怀疑自己，就是这么简单。它并没有引导你去往任何积极的方向（尽管它总是声称自己在这样做）。它的唯一目标就是让你不再相信自己。

它为什么要这样做？因为自我批评是一个人所内化的专横的权威之声，而没有一个暴君会希望他人能自信而清晰地思考问题。无论是现实世界中的还是你脑海中的暴君，他们都只是想成为众人的关注中心以及所有事情的决策者。他们说什么就是什么，不讲道理。当这一声音催促你实现相互冲突的目标时，你便会感到非常困惑和不确定。

要摆脱自我批评的声音，首先可以问一问自己，它是在帮助你还是在阻碍你构建自己想要的生活。它能够帮助你实现梦想吗？它所说的能够为你注入力量让你坚持吗？它能给你带来富有成效的新想法，让事情变得更好吗？还是说它会不停地挑剔、落井下石？（这种方式能让人变得更加强大吗？）

这一批评的声音永远不知停歇。事实上，你陷得越深，它就越强大。它似乎会像所有暴君一样，通过削弱你的气势来获得力量。它的膨胀与你的畏缩成正比。

下次它再说话的时候，留意一下它的价值观。例如，如果它一直因为你犯了错误而斥责你，那就说明它信奉犯错就应受到无情的惩罚这一价值观。现在问一问自己，这是否与你的价值观相符。你会这样对待别人吗？这是你所珍视的价值观吗？我们应当以侮辱、不尊重以及全面攻击个性的方式，来惩罚一个人犯下的小错误吗？只有完美的人才是好人，这是符合你良知的价值观吗？（我能想到有一两个暴君有过这种想法。）

这个声音来自你的过去。你很难认出这个声音，因为它在用你的声音来讲话，但最初，这个声音并非来自你。当你还是个孩子的时候，你会把你听到的许多批评内化，变为你自己的态度。你开始用别人对你说话的方式或者你所爱的人对待你的方式，来对待自己。无论哪种方式，它们都产生了同样的影响。这些人告诉你，当你犯了错误或没有达到要求时，如何惩罚自己。

摆脱这些批评的最佳方法是将这一声音外化，把这些声音都屏蔽在外面，这样你便能好好地审视它们。你将会受益于拆解这些你曾经深信不疑的信念。谢天谢地，你内心有一个敏锐的观察者，他能分辨出受到帮助和受到打击的区别。他能够向你提问，让你思考自己真正看重什么、想要去往哪里。这些调整前进方向的问题非常有效地揭露了，你的自我批评的声音就是一个矛盾而自私的暴君。

在你人生的这个阶段，你要决定如何对待自己。如果你用压力和批评来对待自己，你会感觉非常糟糕，没有精力完成任何事情。如果你善待自己，尊重和引导自己，你就会有希望和精力，能真正地改善自己的生活。第一步要做的是发现自我批评，意识到这种自我责难对自己是有害的而不是有益的。它永远不会让你有所提升。下一步是有意识地将自己的思维重新聚焦于自己想从生活中得到什么，什么对自己来说是最为宝贵的。一段时间之后，这种积极的重新聚焦会成为你的生活指南，而自我批评的暴君会被淘汰出局。在你的内心世界，你可以选择自己的领导者。

064
不再追求完美

> 如果你用不切实际的标准来要求
> 自己，那么你也会对别人抱有无
> 情的期望。

　　理想可以帮助你成长，但是你必须谨慎选择你的理想。理想是完美主义思维的使女。试图实现夸大的理想会给你带来压力、困惑和抑郁。例如，如果你想成为一个完美的家长、爱人，甚至是一个完美的员工，你便可能常常焦虑自己能否达到理想水平，让自己精疲力竭。这种理想实际上是一种大杂烩，混杂着你所听到的、看到的，甚至包括那些你迫切希望自己与情感不成熟的父母"不一样"的想法。你很少会质疑这些理想，也不会考虑它们怎样影响自己的人际关系，你只是努力地想要达到它们的标准。

　　理想主义是完美主义的引子，而完美主义这一想法通常会导致人们以这样或那样的方式受到惩罚。如果你用不切实际的标准来要求自己，那么你也会对别人抱有无情的期望。如果你追求完美，即使只是在潜意识里追求完美，你也会总是觉得别人没有用尽全力把事情做好。

完美主义的驱动可能在你很小的时候就开始了，那时父母对你皱眉或者冷淡，你就知道自己犯了错误。不管父母有意还是无意，你所得到的信息就是，为了让自己值得被爱，自己应该做一个完美的人。犯错误并让父母失望会有令父母收回爱意的风险，没有孩子能够长时间地容忍这件事。如果爱、亲密感与成就联系在了一起，你便会相信，变得完美是获得爱和安全感的最可靠途径。

你的父母如果对你要求过高，要知道，这从来就不是你的问题。你的父母曾经也是孩子，同样害怕没有努力做到完美的自己会遭受拒绝。你将父母看作权威人物，但他们也有着自己的童年恐惧。努力把你变成一个完美的孩子，让他们感到自己可能有机会、有资格获得爱和接纳。难怪他们对你犯下的小错误如此不满。当你不完美时，他们会感到沮丧，因为你的错误勾起了他们童年的不安全感。他们担心你的缺点意味着他们不好。

无论孩子受到怎样的惩罚或是奖励，他们都不会因此学会如何做到完美。但孩子对一点点的进步会感觉很好，父母可以为他们指明前进的方向。当孩子（或者其他人）犯错时，健康的反应是弄清楚下一步需要做什么，并将其化作自己的经验。这样，人就可以从经验中学习，而不必为自己从一开始就应该表现完美而毫无道理地感到羞愧。

与其追求完美，不如享受自己一点一滴的进步。反正你也只能做到这样！尝试做一些小的改进比每次都想要取得大的成就要现实得多。为什么不放弃对完美的错误期望，看清它的本来面目呢？它其实是一种类似惩罚的东西，你只有 A（优秀）和 F（不合格）两种成绩。犯错并不会让你失去做一个好人的资格。事实上，犯错意味着你能够很好地融入这个不完美的、进步缓慢的世界。

065

找到自己的节奏

你无法通过完成很多事情来证明
自己的价值。

每个人都有着自己的节奏。一些人行动缓慢、有条不紊，而另一些人则像长耳野兔一样，从一件事迅速地跳到另一件事。在现代文化中，最为忙碌的多任务处理者最受人崇拜。他们如此敏捷和勤劳，如此有紧迫感又如此容易分心。这里所暗示的是，你应该尽可能多、尽可能快地完成任务。荒谬的是，你觉得要完成的任务越多，你就越想更快地完成它们。

你第一次学会催促自己是在童年的时候。作为一个孩子，你比周围的大人要慢得多，你的大脑也没有那么灵活。你被告知要快一点，不要磨蹭了，要以一种并不符合大脑自然节奏的速度向前走。你的父母可能曾经告诉你，花费所有你需要的时间就是在做坏事或者是很懒惰的。你把这种信念带到了成年，忽视了自己的疲劳和压力；其实它们在告诉你，你一次做得太多了。你丧失了自己正常的节奏。

即使你可以在不同事情之间快速切换注意力，你的大脑出厂设置也是一次只做一件事。然而，这种注意力切换的行为会消耗你的能量，因为大脑中决定注意力下一步去向的部分需要消耗大量的能量。为了制造一种正在同时做很多事情的错觉，你需要消耗大量的精力来不断转移注意力。大脑对转换的能量需求就是我们所说的压力。这是大脑告诉你要慢下来的一种方式。

当你进入一种舒适的节奏时，压力就会消失，也就是说，大脑的运行速率是设计好的。如果你强迫自己运行得更快，你会感到很有压力，你的大脑会变得迟钝。因此，你要做的事情越多、项目越大，你就越应该放慢脚步，找到适合这种情况的最为高效的节奏。

当你试图快过大脑的运行速率时，你很快就会觉得自己要崩溃了。这对你的大脑、心血管系统、胃和肾上腺都不好。你的压力激素和血压开始升高，这是身体在告诉你，你无法通过完成很多事情来证明自己的价值。随着时间的推移，你对大脑压力反应的敏感度会降低，以至于你不再真正知道一件事情会花费你多长时间了。很有可能你一直都没有合理地分配时间、舒服地做事情。

为什么不停止这种不必要的自我施压，而找到自己真正的节奏呢？你的最佳节奏便是你专注而舒适地做某件事所花费的时间。在你注意到自己的压力反应的同时，你会发现一种让任务看起来会自动完成的节奏。一旦你的胃开始紧张，或者你开始感到头皮发紧，停下来留意你正在经历的压力。深呼吸，慢慢呼气，慢下来，找到自己的节奏。

试着把任务分解，这样你就能轻松愉快地完成一个个小任务。或者给自己计时，看看自己需要多长时间才能在没有压力的情况下完成一项工作。通过关注自己的身体感受，你可以不断创建更慢、更小的努力单位，不给自己的生理和精神系统带来压力。你还会发现，当匆忙和压力不在时，你会更愿意做那些苦差事。

另一种找到自然节奏的方法是，将你认为完成一项任务所需要的时间加倍。如果你认为某件事需要一个上午才能完成，那就计划用两个上午完成它。这样做似乎会浪费时间，因为它与你所学到的如何成为一个优秀而高效的人背道而驰。但你最终会发现自己的大脑需要轻松地做事情。

你可能会对此发笑，说自己完成任务的时间都不够，更不用说延长时间了。但是通过用更长的时间一点一点地完成任务，你的压力会减少，你会完成和以前一样多的工作。它们只是不会被压缩成一个难以消化的、需要人全力以赴的大块任务。问题不是没有时间，而是它成为一项需要匆忙完成的大工作。如果你意识到完成一件事所花的时间是你想象的两倍，你就会满足于在更长的时间里一点一点地去做。你会感到自己的节奏更为舒适，而你仍然会完成所有的事情。如果你找到了自己的节奏，你就会找到属于自己的平静。

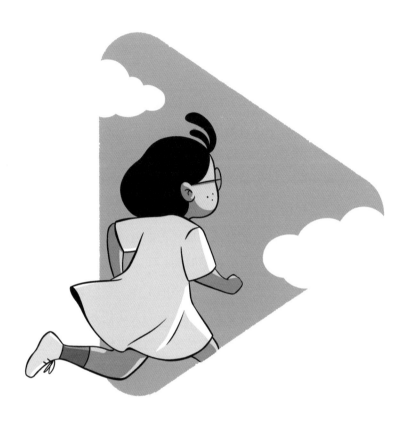

有一个秘诀可以让你以更少的压力和更大的满足感来生活。试着利用自我意识和自我接纳来帮助自己更清晰地思考问题、按照自己的意愿规划生活。有了对自己的共情，你就不会再害怕别人的看法，也不会再把自己的精力浪费在不必要的压力上。这个秘诀在于：善待自己，才能拥有美好的生活。

选择适合自己的方法

Honor Your Emotions, Nurture Your Self, and Live with Confidence

066
如何解决问题

| 一个问题就是一个现实的谜团。 |

出现问题便是大自然提醒我们的方式——我们进入了现实生活。然而，这些问题会引发焦虑，因为它们的出现通常在我们的意料之外。

问题有着自己的生命周期，它会不断发展，直到达到某种程度，以这样或那样的方式得到解决。你有一种"马上解决问题"的压力，但如果你留出可以充分暴露问题的空间，你便会发现，解决方案便往往萌芽于问题本身。问题的发展和明朗需要时间，待它明朗之后，你便能利用手头的资源来找到问题的解决方案。我们从来都不需要什么天外之物来解决问题，问题的解决办法就潜藏在问题所处的环境之中。这就像写一个故事：你所需要的所有字词都在你的键盘上，你所需做的就是把它们放在正确的位置。

问题是由已然存在的东西构成的。每一个新问题都像是老材料组成了新的图案，就像是一个巨大的、缓慢转动的万花筒，正在形成一个新的图案。当各个部分再次组成某种有意义的图案时，你就会产生一种问题得以解决的感受。无论你多么不耐烦，你都无法在新的图案形成之前看清它的样子。有时候，你所谓的问题不过是生活在转动，当它们准备好时，会变得井然有序。

卡尔文·柯立芝曾经说过，如果有十个麻烦正在向你逼近，其中九个都会在惹上你之前掉进沟里。但是如果你对将要发生的事情过于焦虑，你就会"跑起来迎接它们"，从而挑起一场本不会发生的战斗。在看到完整的图案之前就采取行动，你便成了问题的一部分，开始推动或是对抗那些本会自行消退的事情。

你可能一直被规训，认为出现问题是因为有人犯了错误，也常常自我责备。你可能是从情感不成熟的父母那里了解到这一点的，也可能是从其他一些用愤怒、责备或者评判来回应你的错误的成年人那里了解到这一点的。他们觉得似乎只要你更小心一些，所有的错误都能得以避免。这种自我责备会让你感到内疚、害怕遇到问题，因为你害怕犯错。这让你专注于问题本身，而不是寻求问题的解决方案。但是，如果你停止责备，转而在任何问题中都承担起自己的责任——尽管它可能微不足道——你便离解决问题更近了一步，因为你正在处理一件你能掌控的事情。

一旦你为问题留出时间，让它逐渐显露出来，你就会开始明白该怎么做了。最好的问题解决者不是那些鲜少遇到问题的人，而是那些会与他们所遇到的问题建立一种友好而现实的关系的人。当事情"出错"时，他们不会将其归结为自己的问题。他们可能不会立即知道该如何解决问题，但知道之后，他们也不一定会去尝试解决。他们会先仔细思考，权衡是否需要采取行动。他们不会被问题吓倒，因此倾向于提出长程的解决方案，而不是在一时冲动之下采取权宜之计。

一个比较好的处理方式是，接受"问题的出现是不可避免的"，然后和自己玩个游戏，看一看当问题出现时你能如何保持冷静和积极。当你面对下一个问题时，告诫自己，最重要的是自己持续感觉良好。这能够放松你的头脑，让你在解决问题的过程中维持较高的自尊水平。如果你冷静下来，给自己时间思考，问题就会逐渐展露出自己的解决方法。

引用约翰·卫斯理·基德（John Wesley Kidd）的话："在我们采取行动之前，问题只是一个问题，在我们采取行动之后，它就变成了一个大工程。"知道自己希望这个工程如何发展，能够为问题的解决提供指导。记得后退一步，大声问一问自己真正想要达成的目标是什么，并确保下一步行动能够让你更接近这一目标。

出现问题是件坏事吗？你也可以问问自己，"现实"是不是件坏事。一个问题就是一个现实的谜团。让自己陷入更为糟糕的麻烦的唯一方法便是，觉得自己从一开始就不应该有这样的问题。问题的出现不会寻求你的赞同或是反对，它只是在向你展示一个你没有预见的现实情况。如果你能够以接纳和好奇的态度面对这个问题，你便有可能找到解决方案、增强自己的技能，并为自己所达成的目标感到自豪。

067

关注想要的结果

> 关注自己想要的结果，而不是出现的问题。

很多人在很小的时候就被教导要先考虑别人的想法，而不是先考虑自己想要什么。你与情感不成熟的父母、童年那些权威人物（比如老师、教练）相处的经历可能已经让你学会，当自己的愿望与他人的愿望相冲突时，自己应该做出让步，这样才能成为一个好人。你可能被他们规训，不断尝试得到自己想要的东西是粗鲁和自私的。然而，非常快乐和成功的人永远不会失去这种能力——知道自己想要什么并投入追求。心理健康和幸福来自关注你想要的东西。

不幸的是，一些父母认为，教导孩子顺从别人的意愿，是在为孩子进入成年世界做准备。然而，他们真正教会孩子的是压抑自己的欲望，而不是通过建设性地解决问题来满足自己。他们教导孩子，合作意味着放弃他们真正想要的东西，而不是巧妙地使结果朝着对自己有利的方向发展。

成年人在生活中需要解决很多日常问题，其中很多涉及他人，关闭自我会让你陷入不利境地：你可能会感到愤恨、无力、无法捍卫自己的立场；你可能会会认为，当更强大的人宣扬自己的想法时，你没有选择，只能跟随他；你可能会认为你唯一的选择就是，默默地希望别人足够好心，来关心你的感受；当冲突出现时，你可能会回到无助和受害的感觉之中，而不是感到自己很有力量，因此，即使是发生正常的冲突，你也会感到焦虑和恐惧。

如果没有健康的自我保护意识，冲突会给你带来非常不适的情绪。冲突所引发的两种最糟糕反应是愤怒和沮丧。愤怒滋生怨恨，沮丧引发绝望。为了你自己的心理健康和幸福着想，这两种反应你都应摒弃。幸运的是，你还有另外一种应对方法，它能让你振作起来，而不是拖垮你。

怎样才能不愤恨地屈服于别人的期望？答案就是专注于你想要的结果。停下来反思，问一问自己："我希望这件事情最终产生怎样的结果？"提醒自己，要关注自己想要的结果而不是出现的问题。你会立刻为自己设立一个建设性的目标，然后朝着这个目标前进，而不是只关注与他人的分歧。之后，你自然会开始思考事情发展的最佳方式。

一旦你心烦意乱，便会在考虑解决方案和结果时出现生疏的情况。这时，你可能会认为生气是应对任何冲突的正常而不可避免的反应。应对冲突时生气确实是人类很自然的第一反应，但不要停留于此。你的感受很重要，但它们不能对最后的决定负责。你应该自己来决定下一步要走向何方、产生怎样的结果。与其陷入无助和怨恨，不如想出一个让自己开心的解决方案。

但如果你不能得到你想要的一切呢？如果你不得不做出一些让步呢？如果妥协是不可避免的，那就不要纠结于自己不得不放弃的东西。相反，问一问自己："我能够得到什么，来让我觉得可以妥协"，或者"我怎样才能把它变成我想做的事情"。这是公平贸易的经典原则。我可能不想放弃我的小麦，但如果你给我一枚金币，我可能会改变主意。

当你做好准备的时候，你可以扭转自己这种充满怨恨地妥协的习惯。你可以从无力和沮丧，变成结果的主人。练习"结果思维"，你会想出更好的解决方案，一个考虑自己需求的解决方案。

068
挑战消极偏好

大脑并不那么关心你是否感到安全和放松。

我们的头脑很容易沉湎于消极的事情。受伤的回忆难以退去，恐惧的感受总是挥之不去。即使我们面对的是自己选择的积极挑战，忧虑也常常淹没我们的预期。为什么我们很难专注于成功的人际互动或者明显值得信赖的人？为什么快乐不能带着恐惧所拥有的那种强大力量，闯入我们的情感意识？

答案是，我们的大脑会自然专注于所有引起恐惧或者焦虑的事情。这被称为消极偏好（negative bias），心理学家已经对这种倾向展开了充分的研究。我们来到这个世界上，只带着很少的先天恐惧反应，其他事情都是我们后天习得的。我们在了解这个世界的过程中，会对消极事物给予更多的关注和记忆。我们的负面体验对我们有着不可磨灭的影响，积极体验无法与之相比。一旦我们想起过去的痛苦事件，它们就会闪起警示灯。创伤后应激障碍（post-traumatic stress disorder）就是一个典型的例子，我们还会对自己所说过或做过的每一件欠考虑或者尴尬的事情感到后悔。

消极偏好会让你的感知系统以极端的方式对威胁做出反应。如果你发现了一些潜在的危险，你便会把自己所有的注意力都集中在那件事情上。当狭隘的视野接管你的意识状态时，时间将停滞不前。打个比方，你走进了一间漂亮的客厅，马上注意到地毯上有一条正在扭动的响尾蛇，以后你便会回忆起这条蛇的所有动作和外观，而很难回忆起客厅的装潢细节。

这就解释了，为什么从情感痛苦中恢复需要很长时间。你的大脑会一直唤起回忆，从细节中挤出越来越多的痛苦，就好像它害怕你会忘记那条响尾蛇，并在下次看到它的时候特别喜欢它，甚至想要把它带回家。在一段关系中，即使只发生了一件重大的消极事件，它也可能在数十年中持续产生影响，而在这期间，美好的时光比糟糕的时光要长数万倍。了解这一点是有好处的，这样你就能够正确地看待失望，并了解到，任何关系都有可能遭遇艰难时期，即使它的基调是彼此忠诚和相互信任。

这并不是要让你去否认伤害的存在，而是请你不要受消极偏好的影响，把孩子和洗澡水一起倒掉。正如詹姆斯·R.道迪在他的《走进魔法店》（*Into the Magic Shop*）一书中所说的那样——仅仅一件东西坏了，并不意味着所有东西都坏了。

这种消极偏好对于家庭教养方式有着很大影响。不了解这件事情的父母往往认为，加大惩罚力度更有可能让孩子不去做坏事；严厉的纠正，比如打孩子屁股或者大声训斥他，能够让惩罚的影响更为持久。但在消极偏好的影响下，在孩子心中留下深刻印象的并非做出良好行为的重要性，而是父母太可怕了。

消极偏好有什么积极影响吗？有的，它能够让你记住那些使你措手不及的糟糕的事，让你在未来更加警觉。大脑并不那么关心你是否感到安全和放松。安全感不能代替真正的安全。

消极偏好也可以帮助你记住中性的事情。因为每当焦虑被激发时，大脑就会活跃起来并投入高强度的注意力；如果你一直保持这种状态，你对一些事情就能够记得更牢。如果你在停车的时候编一个让人轻微焦虑的故事，你就永远不会忘记自己把车停在哪里了。不断查看自己的周围环境来避免迷路也是一样的道理。我们之所以能够意识到自己在兜圈子，是因为一旦意识到自己迷路了，焦虑就会使我们把所有注意力都集中在周围的环境上。当我们又回到原地时，我们对这里印象深刻。无论是引起轻微焦虑的情境还是一个严重威胁，我们的消极偏好都会不断给出警告，帮助我们保持警觉，并维持较高的记忆水平。

然而，重要的是不要让消极偏好掌控你的生活。虽然它是一种出厂设置的警告信号，但一旦它开始闪烁，消极偏好就会为你的过去上色，并限制你的未来。充满恐惧的想象会限制你的心跳速率和能量发挥，使你即使是在安全的前行环境之中也会退缩。你的消极偏好甚至会固化为对生活一般本质的错误信念，让你一直处于一种萎缩、防御的状态。

当消极偏好占据上风时，有意识地接触新的环境和新的人是对抗这种"生活萎缩"的最好方法。你可以进行小小的冒险和探索来挑战你的消极偏好，这些冒险和探索可以告诉你，新鲜事物中并非处处都是响尾蛇。如果你不努力拓展自己的视野，消极偏好就会占据主导位置，对越来越细微的事情发出越来越强烈的警告。

挑战你的消极偏好，并形成总结。感谢它是这样一个伟大的预警系统，但也请它让你尝一尝信任的滋味。向它承诺，你会对它指出的所有负面问题表达感激，但要让它知道，你会凭借成年人的理性头脑而不是最初的恐惧，来做出最后的决定。当你尝试新事物而坏事没有发生时，一定要向你的消极偏好指出这件事。消极偏好倾向于忽略所有安全的或是好的东西，因此你必须确保当事情进展顺利时它也能注意到。你可以和你的"原始大脑"协商，来丰富你在这个现代世界的生活。你的消极偏好应该起到警示的作用，而不是一直在指导你的人生。

069
书写自己的故事

当你意识到可以做自己的时候，
你便可以开始做自己了。

受过训练的大象在很小的时候就学会了接受腿上的绳子，这样在成年之后，它们就会受本可以轻松挣脱的绳子控制。它们在年幼时了解到，不管自己多么努力都无法挣脱绳子逃走。现在，它们已经拥有几吨的体重，却接受了之前的教训，似乎仍将其视为真理。大象不会质疑这种情况，因为在它的脑子里，自己还是原来的自己。它没有意识到自己已经长大了。大象如果不能客观地看待自己和人类的相对力量，就只能活在自己早期习得的经验之中。

人类在幼年时期也经历了驯化过程。大人教导他们是谁、生活是什么。这些故事通常是在家庭之中代代相传的。有时候，家庭故事是通过具体的故事和谚语来流传的，并且你可以从母亲的表情和父亲的态度中得到线索。

在实现整个家庭的期待这件事情上，孩子是吸收能力很强的学习者。他们想要取悦他人，想要获得归属感。孩子会违背自己的本能，来增强自己与重要他人的联系。在社会学理论中，这被称为习得文化。了解家庭故事——一个人应该如何思考、感受和行动——让孩子知道如何融入其中，以及如何预测他人的反应。随波逐流会让孩子少些焦虑，更有安全感。但是，虽然在幼年时这是一种适应性反应，但一个人不可能在童年故事的基础上建立起富有成效的、有意义的成年生活。

经过反复试错，你找到了自己在这个家庭故事中的位置，于是你开始扮演特定的角色。通过这种方式，你可能已经开始在亲人的故事之中扮演角色了。你对此没有更为深入的了解，可能会认为自己就是这样的人。就像大象一样，你可能不知道自己已经变得多么强壮。当你还以别人对你幼年时的印象来看待自己时，你很容易低估自己。

你可能不喜欢自己的生活故事，但除非你真正审视它，否则你不会知道为什么你感到如此不满足。随着时间的推移，你可能会意识到，自己所扮演的角色让自己感到莫名空虚和沮丧，即使别人告诉你应该快乐一点。很快你就会开始思考，自己的故事会通向何处。

幸运的是，我们每个人内心都有一个真实的故事，当你意识到你是一个成年人而不是孩子时，这个故事就会突然出现。当你思考未来时，你的真实故事会给你一种兴奋而充满希望的感觉，使你发现那些可以增强自己能量和目标感的生活追求。你通过这种方式来追寻自己的成功故事。

但任何故事的好坏都取决于它所传达的主题和价值观。主题是关于故事的内容。如果关于"什么是自己的珍贵之物"你没有明确的主题，你的生活故事就会变成一堆片段和插曲，在当下很有趣，但缺少故事情节。很难有什么事情让你感到兴奋和精力充沛，除非它与你的价值观相符。如果你的故事没有主题——如果你不知道什么对你来说是重要的——你就会一会儿快乐一会儿沮丧，如此波动，永远无法获得那种了解自己想追求什么并去追求的快乐。

你的人生故事是不是早就该更新了？就像那头大象一样，你可能仍然妄自菲薄。你忽视了自己真正的力量，因为在心理上你仍然觉得自己幼小而虚弱。你可能在内心一直把自己当作孩子，当你应该发展自己的成人身份时，你却还在寻求认同和安全。

不要再被家庭故事所俘虏，想想你生命中真正宝贵的是什么。你发现自己会被什么所吸引？什么话题能够激发你的想象力？审视一下自己的生活，你对什么感到骄傲？如果你需要为某事而战，这件事是什么？

这种自我反省可能需要一些时间，但会得到好的结果。当你作为成年人的潜能被唤醒时，会有一股巨大的能量被释放出来。你会觉得自己无所不能。当你了解到自己已经变得多么强大的时候，你就会看到那条一直束缚自己的细绳。当你意识到你能够做自己时，所有你不能做自己的原因都会为之让位。

如果你尚未确定自己生活故事的主题和目标，你就很容易接受别人所编写的你的故事。只有你能够确保，自己长大之后不会把自己的灵魂交给别人。如果你不创造和管理自己的生活故事，这个权利可能就会被别人夺走。

070
来自科技的生活指导

| 智慧无论来自何处，都是无价的。 |

　　我们可以从任何渠道得到一些意想不到的生活指导。有一天，我把车的时钟调回了夏令时。但在更改设置后，仪表盘屏幕上跳出提示，问我是否要保存更改。一辆车在问我："你确定吗？"但我并没有欣赏它在确认我的意图方面如此周全的考虑，而是觉得它令人恼火。

　　这种恼火说明我没有花时间去倾听。我发现，当我生气的时候，我总是会以一种未来会感到后悔的方式匆忙行事。为小事而生气通常意味着我希望别人能读懂我的心思，而不是耽误我的时间。如果按下保存键所花费的一秒钟让我觉得厌烦，这说明我的内心并不平静。我立刻意识到，我的车所发出的信息根本不是关于设置时间的；这其实是一个信号，可以让我检视自己的心境。如果我看到了保存按钮，也许我需要放慢速度。

　　我车上的盲点指示器也给我带来了另一个重要的人生提醒：不要觉得整条路都是自己的。看到别人并尊重他们所处的位置会带来彼此尊重以及良好的沟通。但是，连看都不看就转向另一个车道，就像是一直坚持自己是对的，这样可能会给自己造成伤害。每次我们想要接管一切的时候，可以转而思考会不会有什么盲点。为他人着想对我们自己的安全很有好处。

我的车不像我那么冲动。它成功地教会我在启动之前确定我的意图，因为除非我先把脚踩在刹车上，否则它不会启动。我花了一段时间才了解这件事，因为我没有把车的启动与踩刹车联系起来。但现在我感受到这一步里包含的正念精神了。如果我在出发去别的地方之前花点时间留在当下，我会有一个更好的开始。在前进之前停下来待一会儿是前进的最好方式。

我的车和我的电脑都是我充满智慧的导师。它们提醒我，虽然记忆的可用存储空间很大，但这并不代表我们应该存储所有的记忆。每次我关闭文件时，我的电脑都会提醒我还有其他选择；它总是问我是要保存、取消还是不保存。在我关闭它之前，我可能是想保存所有的东西，但我真的需要做到这样吗？也许并非所有事情都应该储藏在记忆中。

怨恨是一个很好的例子，说明把事情放在永久记忆之中会适得其反。怨恨和自我批评是不值得被保存的东西。你可能试图为别人或自己犯下的每一个错误创建一个文件，但如果你已经吸取了教训，这种操作还有什么意义呢？你真的想让那些消极的想法耗尽自己的内存吗？学会把你的思维从责备和痛苦之中转移是自我控制的关键一步。此外，直接解决问题比怀恨在心更有意义。下次当你受到怨恨的诱惑时，也许应该出现一个按钮，上面标明"怨恨""超越""采取建设性行动"这三种选项。

你的电脑导师也提醒了你，不要不退出程序就断开连接。如果我们突然关闭电脑，电脑会责骂我们。一个小窗口会立即弹出，提醒我们在放弃所有东西之前还有很多必要的操作步骤。电脑不喜欢未完成的工作，它希望你在退出前把它们都整理好。它知道，任何涉及分离或者关闭的事情都应该经过一个有目的的过程。不要直接扔掉，否则你会后悔的。甚至电脑也意识到"过河拆桥"从来都不是一个好主意。尽你所能，以友好的方式来结束互动，这样你就不用担心失去一些重要的东西。

虽然电脑和智能手机有许多故障保险装置和警告，但还缺了一个东西。我很惊讶谷歌公司和苹果公司没有开发这个功能。在我们发送电子邮件或者短信之前，我们需要一个弹出窗口，注明："此消息很容易被误解，你要直接打电话和对方沟通吗？"这将是一项非常有用的技术，但在被开发出来之前，我们可以每次先问一问自己。

智慧无论来自何处，都是无价的，因此让我们记住以下这些教训：要注意，恼火可能意味着你现在走得太快，无法保持平衡；内存空间充足并不意味着所有内容都需要保存，有时候放手是件好事；深思熟虑的拖延比即时反应要好，在出发之前想好自己的意图；进入别人的地盘前先回头看看；在结束任何事情之前，确保每个人都做好准备，尽量保持良好的关系。科技也会成为你生活中的导师，告诉你如何拥有更平和、更有正念精神的生活。

071
超越恐惧的限制

| 你处在什么位置并不代表你是谁。 |

　　人们喜欢小而舒适的空间，就像猫喜欢纸箱一样。将现实缩小到我们熟悉的大小让我们感到安全，感觉一切尽在掌控之中。在生活的忙忙碌碌之中，很少有人真正喜欢充满悬念的感觉，我们只想赶快把事情搞定。不幸的是，我们的个性和身份认同感也这样被消磨掉了。

　　如果你同大多数人一样，那么你会倾向于自我设限。离开自己所熟悉的环境会很可怕，因为改变让人感觉自己不再知道自己是谁。你所选择安顿下来的纸箱现在成了你的身份认同，你会不惜一切代价抓住它。自我设限让人很有安全感。

　　当你被从纸箱之中扔出来的时候，你通常会感到恐慌和绝望。没有了你熟悉的围墙，你怎么会觉得舒服呢？你可能还没有准备好应对截然不同的环境，但大多数人都可以，也确实做到了。人们应对得很好。只要你不再坚持觉得事情不应该是现在这副模样、幸福只有在特定的条件下才是可能的，你就能够拓宽自己的视野。只要你不再坚持自我设限，韧性就在你的基因里。

　　事实上，彻底的生活改变往往会意外地让人产生被解放的感觉。突然间你会发现，绝望的处境其实是一种礼物。如果你还有"回到安全空间"这一选择，你就不会采取那些新的步骤了。当你发现即使自己离开了纸箱也没什么大碍，生活还在继续，这件事会令人非常兴奋。有时候，极端的改变可以释放非常多的能量，以至于你被从那个一切结果都可预见的牢笼之中释放时，你几乎头晕目眩。

显然，你体内有一个渴望成长和体验新事物的自己，这一部分的你不怕冒险。这一部分的你不喜欢纸箱，不会被恐惧所束缚。尽管有正常的焦虑，但当机会出现时，它会感到兴奋。有恐惧，但也有内在的提升，因为你的真实自我认识到那些事情是适合你的。你会感到更有活力、更为警觉。

你处在什么位置并不代表你是谁。也许有一个更广阔的自我在召唤你，这一自我超越了你的家人和朋友对你的想象。当你发现自己能做的比想象的要多得多的时候，这种感觉是最棒的。在开始一项挑战时，问一问自己这个重要的问题："在内心深处，这是我想做的事情吗？"如果答案是肯定的，那么再害怕也没用。成长需要恐惧，成长让你跳出自己的思维定式、面对更为宽广的世界。一旦你超越了恐惧的限制，你就会惊奇地发现，自己曾经竟然愿意待在那么小的空间里。

072
不要责怪自己懒惰

你是否会根据你今天完成的"工作量"来进行自我评判？

我们许多人在成长的过程中都会担心，如果我们想要把时间花在阅读、看电视、玩游戏或者其他消遣活动上，别人会不会说我们懒惰。我们所得到的信息是，除非我们开始行动、解决问题，或者朝着某个可以被衡量的目标前进，否则我们就没有价值。无所事事可不行，享受休息时间就相当于逃避责任。在许多家庭中，特别是如果你的家庭角色是为情感不成熟的父母提供自我价值感的人，你就会一直有"应该去追求别人认为有价值的事情"的压力。变得忙碌成了仅次于变得幸福的一件好事。

如果你在这种环境中长大，你会内化这种态度，下意识地根据自己当天完成的"工作量"来进行自我评判。如果你认为自己没有付出足够的努力，你甚至可能会在晚上睡不着觉，惦念自己尚未完成的事情。

如果你经常遇到这种情况，你可以停下来一会儿，考虑一下你对自己的看法。你很少对自己的感受、需求、所处的环境怀有同情心，也对其不感兴趣，你只是把自己当作完成一项工作的工具。在这些时候，生命的意义似乎变为核对清单，这样你就可以不再忧虑自己是否做得足够好。

你需要休息，你不想做任何事情，这些都不是道德问题。你是好是坏并不取决于你有多积极或者多有动力。你可以完成必要的工作，同时享受自己的休闲时间。但是，如果你一感觉自己什么都没做就批评自己，你就永远得不到休闲时间能带给你的真正滋养。

你对放松的态度展现了你和自己的关系的所有样貌。如果你没有达到某种自己想象之中的成就水平，你可能会开始在精神上鞭打自己，就好像你在参加一场看谁效能最高的赛马，并拼命想要获得第一名。你开始拼命地向前骑，就像一个不顾一切的三连冠骑师。之后，如果你需要休息，你就用批评来鞭打自己。对于这个疯狂的内在骑师来说，每一个为自己花一分钟的决定都是一个潜在的高风险损失。

但仔细想想，风险并不高。大多数事情都不是突发事件，我们对懒惰的恐惧告诉我们，我们是在为自己的价值而竞争，但其实事实并非如此。一直处于紧张和压力状态下，丝毫不会提升我们的道德地位。事实上，这产生的焦虑会让人失去动力。有时候，当你对疲惫的马扬鞭时，马会失去信心，不再尝试。当你不想做某件事却责怪自己懒惰时，你其实也在做同样的事。

尝试不同的方法。当你想要休息一小会儿的时候，支持自己，反对那些不必要的自我批评。你可以说："不要对我大喊大叫，我很好！"你通常都会有足够的时间来处理那些必须要解决的问题，同时还有一些放松的时间。你不必为了做个好人而忙忙碌碌。你已经很忙了。

073
为空间腾出空间

宽敞的感觉既令人充满活力又令人平静。

清理东西是很困难的，因为我们从来都不知道该扔掉什么。我们拥有的一切原本都是有用的、美丽的、有趣的、舒适的。但一旦我们把它们抱回家中，我们的大脑就会紧抓住它们不放，它们就像是海难后的残骸一样。我们告诉自己："总有一天它会派上用场的，还是先留着它比较好。"囤积行为便站稳了脚跟。

的确，如果你把一件东西保存得足够久，你总能发现它的用处。但让某些东西变得有用，这是一场漫长的等待。过去，当我把某样东西送人后却发现它还有用武之地时，我常常会感到沮丧。现在我只用数据说话。我确实可能会在某些场合再次使用那样东西，但我需要一件几年都没用过的东西的可能性，与现在就有人喜欢它的可能性相比，简直是微乎其微。

扔掉你不用的东西的最重要的原因是，清理这些东西能够让你头脑清醒，给你喘息的空间。产品制造商和广告商告诉你要填补所有的空白，他们所传达的信息是，更多的东西意味着更多的幸福。但家中有宽敞的空间是非常必要的，这是一个让你放松双目、释放灵魂的地方。

宇宙主要由空间构成。如果星星紧挨在一起，填满了整片黑暗，我们又怎能欣赏它们呢？你是愿意收到一枚装在一袋垃圾里的戒指，还是愿意它被墨色绒毛环绕着，优雅地摆在黑天鹅绒盒子之中？如果你最喜欢的一件艺术品在陈列时周围没有留出任何空间，你还能享受它吗？如果是音乐呢？你会享受一连串没有停顿的声音的冲击吗？留白也是体验的一部分。

广告商很清楚这一点，在广告中，他们总是在产品周围留出大量的视觉空间。在宣传自己的新一代电脑的时候，他们绝不会把它的照片埋在满是纸张的桌面下，也不会在推销新榨汁机的时候，把它放在一个装满了各种找不到瓶身的盖子的柜子里。他们当然不会把最新的时装放到一个挂满旧衣服的衣橱中拍摄。相反地，他们出售的是一种幻想，即这些物品将继续拥有自己的个体存在，并永远保留其特殊的光环。他们知道在产品周围留出开阔的空间能够刺激消费，却对这一空间只字未提。

我们所看到的一切都会消耗大脑的一部分能量。当家中有很多东西的时候，追踪我们视野之中的东西会消耗我们很多能量。但当你环顾四周，看到开阔的空间时，你会感到更加放松、更有创造力。你会喜欢这些你所拥有的东西，因为它们一下子凸显出来，给予你灵感而不是令你感到被消耗。

开放的空间会吸引我们，因为宽敞的感觉既令人充满活力又令人平静。空间是我们充电的地方。要知道，你所填满的每一个空间都需要你每天消耗一点能量。我们可以通过在所有事物周围创造一个小空间来提高我们的整体能量，我指的是所有事物。当你去整理房间时，要果断地决定哪些地方值得你腾出空间。

当你清理东西的时候，不要多愁善感。对某件东西有感情正是你最初想要抱它回家的原因，因此这不是一个可靠的指标。让感觉做向导意味着你什么也清理不掉，因为你最初买这些东西总是有一些原因的。你也不应该放任自己想象未来何时会用到它们，这种可能性太小。

你要接受一个痛苦的事实：如果你放弃了某件东西，你之后可能会发现它的用处。但这并不意味着你现在就该留着它。相反，你应该大声说出自己最初购买它的具体原因，然后大声说出它现在急需被清理的确切原因。

你不再用它总是有原因的，你需要找到这个原因。你可能买了一件衬衫，只是因为你喜欢它的颜色，但它从来都不太合身。或者你买了一个工具，本以为它能节省你的时间，但你从来都没有学会如何正确使用它。或许你意识到，如果不去考虑那项自己不会拾起的爱好，自己永远不需要那六件小玩意儿。

重新获得空间会释放我们之前未察觉的负担。当你看到衣服后面的墙壁或者储藏间架子上空出来的空间时，你能够喘息一下。那美妙的吸气是放松和灵感的标志，是我们生活中又有了可容纳新想法的空间的证据。就当是春天到了，行动起来吧。没有比现在更好的时间了，给自己腾出空间，让自己充满活力吧。

074
生活的艺术

我终于知道怎样才能成为一个好老师了。无论什么科目，令我们印象深刻的老师都会传授一些普遍真理，而不仅仅是具体事实。普遍真理在很多情境都能够体现价值，其应用场景远远超出课堂。具体事实本身很快就会消失，而普遍真理却在未来的岁月里支撑我们前行。

我所认识的最优秀的真理老师之一是我的美术老师黛薇·安妮·摩尔。这位老师不仅教授我们色彩和绘画技巧，还传授了一些必要的咨询和哲学知识，让学生放松下来。她引导学生在创造力的迷宫中穿行，不仅指导他们如何用眼、如何用手，还在精神方面对他们有所指引。黛薇是在教美术，但她也在教学生了解生活。

当黛薇的学生想要尝试一种从未尝试过的具有挑战性的创作媒介时，她预料到，应对如此新的事物，学生一定会经历挫败感。因此，她为学生打好了预防针："如果你要做这件事，你必须下定决心，无论发生什么，你都要把它做好。"之后你不应感到困惑，在任何时候，放弃都不再应该成为你的一种选择。如果你已经毁了你的照片，那么找出解决办法，这将是这个过程最为重要的部分，而不是这个过程的结束。不要去找更为简单的事情来重新开始。接受所发生的一切，并努力找到解决方案。如果错误无法被清除，就修改所有需要修改的内容，让它变得适合。致力于让你的错误变得美丽，就好像它们一直都是这样的。

这对于长期关系来说是多么重要的经验，更不用说对于养育子女或者任何一种创造性追求来说了。如果你拒绝在出现第一个错误的时候就认输，你就更有可能成功。

在美术课上，有个沮丧的学生曾经抱怨说，如果他在多次尝试后终于创作了一幅好的作品，那么为什么他不能在第一次尝试的时候就画出好作品呢？（如果绘画的能力一直存在，为什么会有错误的开始和一直犯下的错误呢？）为什么不从一开始就直奔正确的路线呢？黛薇指出："因为所有的学习都发生在错误之中。"

当你过分讲求完美主义时，你很容易把错误看成浪费时间。你想要一开始就把它做好，直到结束。还有什么比这更让人有效能感呢？但是面对非常复杂的新任务时，人只能从错误中学习，而无法在开始之前就掌握。你很难找到一个有这样的想法的职业运动员——他认为，一个人如果有可能打破纪录，就应该一直打破纪录。如果你花时间了解一下当你先用这种方法再用那种方法尝试时会发生什么，你就有机会更为深入地学习。发现错误时做出的即时反馈是纠正糟糕技术的最快方法。

我的这位美术老师在教授学生绘画技巧方面也有一种奇怪的矛盾心理。她会向学生展示技巧，但她又担心学生使用这些技巧。"不要成为技巧的奴隶，否则你每次都会那样做。"这有点令人费解。难道重点不是把事情做对吗？如果有人告诉了你正确的方法，难道你不想每次都这样做吗？黛薇说不是。每一幅绘画作品都要以新鲜的方式来呈现，在那一天、那一刻，找到自己的自然起点。在绘画时，画面的感觉和基调决定了下一步的动作，而不是根据已成形的步骤。一旦一个学生开始刻板地反复使用相同的技术，并感到舒适，黛薇就会要求他打破它。你最好不要让她发现你为技巧而牺牲了画面的有机和完整性。

如果你多使用一些创意，少使用一些技术，你的生活会变得多么丰富啊！许多活动都可以受益于新鲜的方法、此刻的愉悦感，而不是过去一直行之有效的方法。如果黛薇坚持画中要有生机，那么你也可以坚持追求自己鲜活的生命精神。如果你发现自己总是重复做同样的事情，也许是时候放弃这种技巧了，放松一分钟，让生命精神感动你。

当你过多担心如何把事情做好时，你的生活就会变得迟钝。如果你在生命不完美的时候放弃了它，生命就失去了它的珍贵。当你接受你的错误是你生活整体画卷中的转瞬即逝的一笔时，你便会对你的世界和你自己感到更为满意。不要去因为自己的错误而贬低自己，你可以借鉴另一位美术老师鲍勃·罗斯的名言，把它们视为"快乐的小意外"，它们自由而无辜地被制造出来，推动你逐渐接近你所试图实现的目标。你可以让你的错误为你带来收获。最难忘的经验习得发生在你不小心走错了路的时候。找到回去的路，之后寻找一条新的道路，这是一种可靠的方法，不仅是在绘画艺术中，在生活的艺术之中也是如此。

逐渐变老并不意味着我们不再有
自我实现的需求。

几年前，在我的图书签售会上，一位年长的女士在经过我的图书的时候停了下来，不以为然地吸了吸鼻子。我的书名可能触动了她的神经，她似乎在反驳说，现在让她考虑自己应该成为什么样的人，已经太晚了。她不高兴的表情和向下撇的嘴巴传达了所有。她认为自己是在面对现实，但其实她所做的只是让自己保持沮丧而已。

逐渐变老并不意味着我们不再有自我实现的需求。你仍然怀有希望和梦想，你仍然会注意到长相好看的人，你仍然渴望获得尽可能多的幸福。事实上，你的心理并没有特别受到衰老过程的影响。你可能会在生活上放慢脚步，或者获得了一些智慧，但你的内心永远是 16 岁。你对于满足自己愿望的需求比你在照镜子时所看到的任何东西都更加真实。

你的内心是不朽的。你最基本的心理需求在你 7 岁和 70 岁的时候都是一样的。你在体验自己的生活时拥有世界上所有的时间。告诉自己太老了或者太迟了，或者进行类似的任何自我限制，对你的心理健康都是不利的。它会制造痛苦。你可以争辩说，随着年龄的增长，停滞不前只不过是在面对事实罢了，但这种想法是对你灵魂的毒害。

这到底是为什么呢？为什么你的内心想要继续成长，而你的外在却在逐渐变老？

答案是，你生活在两个世界。犹太教的神秘传说中有一个关于创世的故事，说宇宙在形成时，分成了两个部分：1% 的世界和 99% 的世界。1% 的世界是我们所熟知的物理世界。当有人叹息并认为"这就是生活"时，他们说的是那 1% 的世界。这就是那位对着图书叹息的女士的世界，是一个被生理上的衰老所统治的世界。

99% 的世界有着另一番面貌。它是我们看不见摸不着的知识、快乐和灵感所在的地方。当你与那个世界建立联结时，你会拥有人生中最快乐的时光。我们中的一些幸运儿一直知晓通往这个能量仓库的通道。几个世纪以来，许多发明家、作曲家和非常成功的人都一直仰仗着这个世界的存在。

人类晚年的心理健康很大程度上取决于我们能否与这个 99% 的世界保持联结。这个世界是希望和乐观的源泉，也是我们身体健康的源泉。它知道镜子在说谎，它坚定地认为我们将永远前行——我们在 90 岁时学到的事实仍然值得我们学习，我们在 60 岁时发展出的才能值得我们继续投入时间，我们在 70 岁时找到的爱情仍然和过去一样珍贵。拥有这些信念的人往往更加快乐，心理问题更少，活得也更久一些。显然，我们的感受是永生的。

当你认为自己太老、太穷、太怎样，而把自己与这个99%的世界隔绝时，你会感到心理上和精神上的贫乏。但一旦你与这个99%的世界重建联结，生活便会变成一场盛宴。一旦你开始过上一种感觉永远不会停滞的生活，你未来的日子便可以成为一次探索之旅，而不是一种监禁一般的生活。

我们回过头来想一想那个签售会上的女士。她的生活中有一个停止的计划。她算了一下自己的年龄，对着镜子看了看，觉得是时候该停下来了。她一定觉得自己很理智，比如她可能会开始立下遗嘱或者规划财产分配问题。给予1%的世界应有的关注是有道理的。但把自己的精神都储存在那里，这不是一个好主意。

在这99%的世界之中，没有时间和年龄的限制。它知道你对快乐的渴望比起对外部环境的追求更为基本。它知道生命不是死亡的彩排。有时候你很难想起这一点，当然这也是可以理解的。毕竟，我们内心都有一位像那位签售会上的女士一样的人。但为什么不在未来的日子里给她一个惊喜呢？

现在你已经读完本书，我希望你感觉自己离真实的自己和生命的本质更近了一步。你的道路是否更清晰了？换句话说，现在的生活是否不再像是专横的、情感不成熟的父母一直在告诉你要做什么，而更像是一种合作与冒险？如果你这样想，我们便一起共度了美好的时光。事实上，对我来说，当你认真考虑自我关怀的重要性时，我便觉得写这本书的时间没有白白浪费。

一旦你开始关心自己的感受和生活中所发生的事情，你就会让自己更为完整、生活更为充实、关系更为持久。对我来说，有证据表明，当我们不再为了变得更好而忍受生活中的痛苦，而是把生活视为一件值得享受的事情时，我们会生活得更好。我希望这些洞察能够给你力量，让你珍视自己的本真模样，而不是把自己变成另一个人。你生来并非要取悦任何情感不成熟的人，你是来做你自己的。

当你开始用善意和同理心来关怀自己，用一种你未曾感受过的、来自体贴父母的热情来关怀自己时，你就可以开始生活在你本就一直拥有的可能性之中。你是你自己最为宝贵的资源，你所拥有的均为良善，没有任何不必要的东西。跟随你的能量流动。当有人告诉你要通过自我牺牲来证明自己的价值时，你不必听他多嘴，现在已经是不同的时代了。相信生活能够告诉你什么才是真正重要的。相信你的生命力量是积极而主动的，它知道自己需要什么。与这种自我关怀的精神建立联结，你的生活就会更有意义。

当你掌握自己生活主导权的时候，它就再也不会被情感不成熟的人劫持了。我希望这本有深刻见解的书能持续鼓励你创造一种真实的生活，这对你和你周围的世界都有好处。记得要照顾好自己，因为你完全值得。

致　谢 ····

本书为我圆了一个梦。但如果不是我丈夫斯基普的不断鼓励，本书可能不会写成。他看到了将这些小文章集结成册的价值，劝我打消其他的想法。如果没有他的远见和频繁的督促，本书也许只能永远是一个待完成项目。他尽一切力量来支持我，给了我将本书整理好的时间和信念。我非常感谢他阅读我的作品，给我反馈，让我朝着目标方向前进。最重要的是，我非常感谢他能够完全做自己，这让我感到很开心。

我要向我的妹妹玛丽·卡特·巴布科克传达我所有的爱和深深的谢意，感谢她在我努力编辑和挑选我20年来最好的作品时，愿意阅读数万字、数百页的文章。她设法将本书变得有趣，总是用称赞和欣喜来鼓励我，她也愿意告诉我她不喜欢哪一篇作品。我们多年来的探讨和对书籍的共同热爱让我相信她的直觉，我对她为我而付出的时间感激不尽。

泰斯利亚·哈诺尔（Tesilya Hanauer）一直是我写作生涯最大的推动者。如果不是我们在夏威夷的偶然相遇，我所有关于情感不成熟的父母育儿方式的想法和作品可能永远不会得到读者的关注和支持。谢谢你，泰斯利亚，谢谢你为我带来了好的时机，谢谢你赞同我的想法。

我也非常感谢詹妮弗·霍尔德（Jennifer Holder）出色的编辑水平和中肯建议，感谢我的经纪人苏珊·克劳福德（Susan Crawford），她对我的想法的兴奋使我在出版行业有了第一个立足点。

我还要感谢《潮水女性》（*Tidewater Women*）杂志的出版人佩吉·西维尔达（Peggy Sijswerda），她为许多作家的作品找到了安身之所。如果没有她所提供的机会，我永远不会创作出这些作品，也不会拥有更多的作品。和佩吉一起工作非常愉快，她的那种作家特有的感知力使这本杂志保持了一贯的高水准。她总是给我自由，让我做我自己，让我选择自己想要写的话题。对此，我永远心存感激。

另外，我要感谢埃斯特·列尔曼·弗里曼（Esther Lerman Freeman），她一路为我提供了我非常需要的支持和建议。我还要对林恩·佐尔（Lynn Zoll）、金·福布斯（Kim Forbes）、芭芭拉·福布斯（Barbara Forbes）、朱迪·斯奈德（Judy Snider）和阿琳·英格拉姆（Arlene Ingram）表达最深切的谢意，他们对本书手稿的反馈总是能够鼓励我。像往常一样，我要把我最多的爱都献给卡特，她给我带来了太多的快乐，启发我写出了所有育儿章节，还有尼克，他一直温暖着我的心，让我开怀大笑。

原 生 家 庭

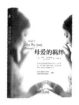

《母爱的羁绊》
作者：[美] 卡瑞尔·麦克布莱德 译者：于玲娜

爱来自父母，令人悲哀的是，伤害也往往来自父母，而这爱与伤害，总会被孩子继承下来。
作者找到一个独特的角度来考察母女关系中复杂的心理状态，读来平实、温暖却又发人深省，书中列举了大量女儿们的心声，令人心生同情。在帮助读者重塑健康人生的同时，还会起到激励作用。

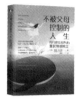

《不被父母控制的人生：如何建立边界感，重获情感独立》
作者：[美] 琳赛·吉布森 译者：姜帆

已经成年的你，却有这样"情感不成熟的父母"吗？他们情绪极其不稳定，控制孩子的生活，逃避自己的责任，拒绝和疏远孩子……
本书帮助你突破父母的情感包围圈，建立边界感，重获情感独立。豆瓣8.8分高评经典作品《不成熟的父母》作者琳赛重磅新作。

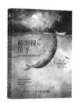

《被忽视的孩子：如何克服童年的情感忽视》
作者：[美] 乔尼丝·韦布 克里斯蒂娜·穆塞洛 译者：王诗溢 李沁芸

"从小吃穿不愁、衣食无忧，我怎么就被父母给忽视了？"美国亚马逊畅销书，深度解读"童年情感忽视"的开创性作品，陪你走出情感真空，与世界重建联结。
本书运用大量案例、练习和技巧，帮助你在自己的生活中看到童年的缺失和伤痕，了解情绪的价值，陪伴你进行自我重建。

《超越原生家庭（原书第4版）》
作者：[美] 罗纳德·理查森 译者：牛振宇

所以，一切都是童年的错吗？全面深入解析原生家庭的心理学经典，全美热销几十万册，已更新至第4版！
本书的目的是揭示原生家庭内部运作机制，帮助你学会应对原生家庭影响的全新方法，摆脱过去原生家庭遗留的问题，从而让你在新家庭中过得更加幸福快乐，让你的下一代更加健康地生活和成长。

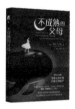

《不成熟的父母》
作者：[美] 琳赛·吉布森 译者：魏宁 况辉

有些父母是生理上的父母，心理上的孩子。不成熟父母问题专家琳赛·吉布森博士提供了丰富的真实案例和实用方法，帮助童年受伤的成年人认清自己生活痛苦的源头，发现自己真实的想法和感受，重建自己的性格、关系和生活；也帮助为人父母者审视自己的教养方法，学做更加成熟的家长，给孩子健康快乐的成长环境。

更多>>>　《拥抱你的内在小孩（珍藏版）》作者：[美] 罗西·马奇-史密斯
　　　　　《性格的陷阱：如何修补童年形成的性格缺陷》作者：[美] 杰弗里·E.杨 珍妮特·S.克罗斯科
　　　　　《为什么家庭会生病》作者：陈发展